슬기로운 ADHD 틱장애 완치 지침서
토닥토닥 틱장애

슬기로운 ADHD 틱장애 완치 지침서

토닥토닥 틱장애

초판 1쇄 발행 2022년 2월 18일
2쇄 발행 2023년 2월 18일
3쇄 발행 2025년 2월 27일

지은이 해아림 한의원
펴낸이 장현수
펴낸곳 메이킹북스
출판등록 제 2019-000010호

디자인 장지연
편집 장지연
교정 강인영
마케팅 김예지

주소 서울특별시 구로구 경인로 661, 핀포인트타워 912-914호
전화 02-2135-5086
팩스 02-2135-5087
이메일 making_books@naver.com
홈페이지 www.makingbooks.co.kr

ISBN 979-11-6791-104-9(03510)
값 15,800원

ⓒ 해아림 한의원 2025 Printed in Korea

잘못된 책은 구입하신 곳에서 바꾸어 드립니다.
이 책의 전부 또는 일부 내용을 재사용하려면 사전에 저작권자와 펴낸곳의 동의를 받아야 합니다.

홈페이지 바로가기

메이킹북스는 저자님의 소중한 투고 원고를 기다립니다.
출간에 대한 관심이 있으신 분은 making_books@naver.com 으로 보내 주세요.

슬기로운 ADHD 틱장애 완치 지침서

토닥토닥 틱장애

해아림 한의원

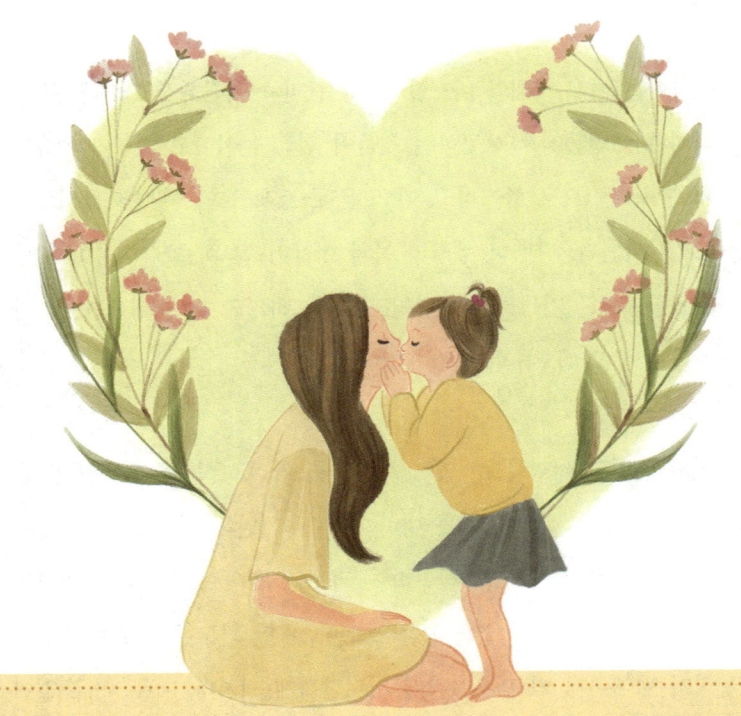

틱장애 완치를 위해서는 가장 중요한 **핵심 치료**에 집중하면서 놓치고 있었던
생활 속의 문제들을 **가정**에서 해결하는 것이 우선되어야 한다.

눈에 띄는 변화만을 급하게 쫓게 되면 금세 지치기 마련이다.
더딘 변화에 엄마가 느끼는 불안은 아이에게 고스란히 전해진다.
단거리 달리기가 아닌 마라톤을 뛴다는 심정으로 아이의 변화를 기다려야 한다.

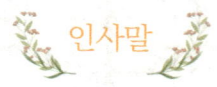

인사말

 현대 사회는 이전 시대와 비교할 수 없을 만큼 복잡해졌고, 빠른 변화와 더불어 현대인들에게 요구하는 것들이 점점 늘어나고 있다. 이에 외부 자극은 폭발적으로 증가하고 더 많은 스트레스를 유발하여, 새로운 현상들도 나타난다. 다행히 우리의 몸과 마음이 발 빠르게 적응하며 잘 견뎌내니 한편으론 기특하고 고맙기도 하다. 하지만 더 이상 그러한 자극을 견디지 못할 때, 이상 신호가 찾아온다.

 한 번씩 본인도 어찌할 수 없이 목을 갸웃거리고, 눈을 깜빡이며, 근육을 움찔거리고, 이상한 소리를 내며, 잠시도 가만히 있지를 못하고, 하나의 일에 집중하지 못하고, 산만하여 과제를 제대로 수행하지 못하는 등의 이상 행동과 주의력 결핍 등을 보인다. 또한 과도한 스트레스로 대처 능력이 떨어지게 되고 우울감에 사로잡히게 되거나, 아무 이유 없이 불안해하며 특정 사건들이 행여 반복되지 않을까 노심초사하는 것을 경험하기도 한다.

하지만, 매년 더 늘어나고 있는 틱장애와 ADHD임에도 불구하고 정확한 정보와 이해가 부족하여 질환을 더 악화시키거나 합병증을 유발한다. 또한 한의학으로 이러한 질환을 관리하고 치료한다는 사실에 낯설어 한다. 이에 해아림한의원에서는 오랜 기간 틱장애와 ADHD를 진료해 온 임상 경험을 바탕으로 이 책을 내게 되었다.

삶이 그러하듯, 치료라는 행위도 사람과 사람 사이에서 일어나는 것으로, 한 사람 한 사람과의 소중한 인연으로 시작되어, 귀중한 결실을 맺게 된다. 정확한 정보와 소통을 바탕으로 여러 인연들의 지지 속에 적극적인 치료가 동반되어, 보다 나은 삶을 영위할 수 있는 여건이 만들어질 것이라 믿는다.

모쪼록 많은 부모들과 아동들이 이 책을 통해 틱장애와 ADHD에 대해 이해하고 치료하는 데에 도움이 되길 바란다.

해아림한의원 네트워크 대표원장
김대억(한방신경정신과 박사)

머리말

다니엘 반즈가 감독한 「이상한 나라의 피비(2008)」라는 영화가 있다. 주인공인 피비(엘르 패닝 分)는 음성틱장애와 운동틱장애를 모두 가진 이른바 '뚜렛증후군'을 앓고 있는 아홉 살 소녀이다. 소녀 피비는 뚜렛증후군으로 힘든 삶을 살고 있지만 그럼에도 불구하고, 열정적이고 사려 깊은 연극반 선생님과 헌신적인 부모님의 도움으로 연극을 통해 자아를 찾게 된다.

이러한 틱장애는 비단 영화 속 주인공의 이야기만은 아니다. 국민건강보험공단 통계에 따르면 틱장애의 유병률이 눈에 띄게 증가하고 있다고 한다. 이는 틱장애를 가볍게 볼 일이 아니라 틱장애에 대해서 미리 알고, 예방을 하는 것이 더 좋다는 것을 의미한다. 아울러 틱장애 초기에 적극적인 대처가 필요함을 의미하는 것이기도 하다. 틱장애는 방치될 경우 대개 증상이 악화되는 경향이 크며, 성인 틱장애로 이어지는 경우가 적지 않기 때문이다. 최근 통계에서는 의료기관에 방문하는 틱장애 환자가운데 15% 이상이 성인인 것으로 집계가 되기도 했다. 틱장애가 비단 아이들만의 몫은 아니며 치료 및 관리 여하에 따라 성인까지 이어질 수도 있는 심한 질환일 수 있다는 이야기다.

틱장애는 주의력결핍과잉행동장애(Attention Deficit Hyperactivity Disorder, 이하 ADHD)를 동반하는 경우가 적지 않다. ADHD는 보통 소아의 10~15%까지 앓고 있다는 통계가 있을 정도로 흔한 신경정신과적 질환이다. 그러나 틱장애와 ADHD를 동시에 앓게 될 경우 치료의 호전도가 떨어질 뿐만 아니라 자존감이 저하되어 우울증이나 불안장애 등 여러 가지 문제를 야기하는 경우가 적지 않다. 때문에 틱장애는 항상 ADHD와 같이 고려가 되어야 한다.

이처럼 심각한 수준으로 늘어나고 있는 틱장애와 ADHD임에도 불구하고 아직 대중적인 인식은 그에 비해 미온적이다. 아울러 치료도 종합적으로 이루어지는 것이 아니라 대부분 대증적인 경향으로 진행되는 경우가 많다. 이는 잠깐 증상이 호전되는 듯 보이기도 하나 장기적으로는 여러 질환을 더 악화시키거나 합병증을 유발하는 결과를 낳기도 한다. 이에 오랫동안 틱장애와 ADHD를 진료해 온 본 저자들은 많은 진료 임상 경험을 바탕으로 대중들에게 이러한 질환들에 대해 더 친숙하면서도 전문적으로 알려야겠다는 경각심을 가지고서 책을 집필하게 되었다.

틱장애와 ADHD는 단순히 아이들만의 문제가 아니다. 이 질환이 단순히 유전에만 기인하는 것이 아니기 때문이다. 사회적 환경의 개선과 가족들의 따뜻한 관심이 무엇보다 필요한 질환이다. 따라서 책의 내용을 통해 많은 분들이 틱장애와 ADHD에 대해 조금 더 정확하게 알게 되고, 질환을 앓고 있는 많은 분들에게 더 세밀한 관심을 갖게 되기를 기대한다. 관심과 적절한 치료가 이루어진다면 틱장애와 ADHD의 극복이 그리 힘든 일만은 아닐 것이라는 믿음과 희망을 가진다.

해아림한의원 네트워크 저자 일동

목차

인사말 • 4
머리말 • 6

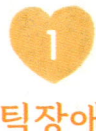

1 틱장애

틱장애의 정의 • 14
틱장애의 임상적 특징 • 16
틱장애의 임상적 증상 • 20
틱장애의 원인 • 23
틱장애 뇌파는 어떤 점이 다른가 • 27
틱장애와 함께 나타나기 쉬운 증상들 • 39
성인 틱장애도 있을까? • 50
임상에서 틱장애 진단을 내리기까지 • 53
왜 틱장애를 치료해야 하는가 • 56
틱장애 치료 방법 • 58
틱장애의 한의학적 치료 원리 • 65
틱장애 치료 과정 중에는 어떻게 하는 것이 치료에 도움이 되는가? • 76
틱이 있는 아이에게 학교에서는 어떻게 하면 좋을까? • 88
틱장애에 도움이 되는 음식을 선택하는 기준은? • 91
틱장애, 집중력 향상에 좋은 음식 • 95
틱장애 치료 사례 • 101
자주 하는 틱장애 질문 • 145

2 ADHD

- ADHD의 정의 · 182
- ADHD의 임상적 증상 · 185
- ADHD의 요인 · 188
- ADHD 환자의 뇌는 어떻게 다른가? · 191
- ADHD에 쉽게 동반되는 질환 · 194
- 성인 ADHD도 존재하는가? · 201
- 왜 ADHD를 치료해야 하는가? · 205
- ADHD의 한의학적 치료 원리 · 207
- ADHD의 정신과 약물 치료 · 211
- ADHD 아이 학교에서는 어떻게 하면 좋을까요? · 218
- ADHD 아이 가정에서의 생활 관리 · 225
- ADHD에 도움이 되는 음식 · 230
- ADHD에는 음식 섭취를 어떻게 조절해야 할까? · 234
- ADHD 치료 사례 · 236
- ADHD와 관련하여 자주하는 질문 · 264

부록 한국어판 예일 틱 증상 평가 척도(YGTSS)-부모용 · 286

1

틱장애

틱장애의 정의

틱장애는 정확히 무엇일까? 미국 정신의학협회에서 발행하는 「정신 질환 진단 및 통계 편람(DSM-5, 2013년 5월 발행)」의 내용을 그대로 인용하자면 틱이란 '갑작스럽고 빠르게 반복적이며 비율동적인 움직임이나 소리'를 의미한다. (DSM-5: A tic is a sudden, rapid, recurrent, nonrhythmic motor movement or vocalization.) 이전의 틱장애의 정의와 달라진 점은 '불수의적'이란 표현이 삭제되었다는 점이다.

즉, 무언가 찝찝하고 불편한 느낌(전조 감각 충동)을 해소하기 위해서 의도적으로 하는 동작도 틱에 포함이 된다는 뜻이다. 간단히 말해서 틱이란 특별한 이유 없이 신체의 일부분을 빠르게 반복적으로 움직이거나 이상한 소리를 내는 것을 통칭하여 말한다. 눈을 깜빡이거나, 얼굴을 찡그리거나, 고개를 끄덕이거나, 어깨를 들썩이거나, 코를 킁킁거린다던지, 헛기침을 반복적으로 한다든지, 욕설을 하는 등 다양한 증상을 보인다. 틱은 근육틱(운동틱 motor tic)과 음성틱(vocal tic)으로 구분되며 근육틱과 음성틱이 동시에 나타나 1년 이상 지속되는 경우에 뚜렛장애(Tourette's disorder)라고 한다.

틱은 소아에게서 비교적 흔한 질환으로 대개 만 2세에서 13세 사이에 갑자기 시작되어 일시적으로 나타났다가 없어지는 경우도 있고 매년 반복적으로 나타나기도 하는데, 7~11세 사이에 틱 증상이 가장 많이 나타난다. 전체 아동의 10~20%가 일시적인 틱 증상을 보일 수 있으며 만성틱은 1% 정도의 아동에게서 나타난다. 뚜렛장애의 경우에는 유병률이 낮다. 1500명당 한 명꼴로 진단을 내릴 수 있다는 보고가 있는데, 뚜렛장애로 발전한 경우에는 예후가 좋은 편이 아니다.

틱장애는 크게 근육틱과 음성틱으로 나눌 수 있는데, 증상의 특성에 따라 단순틱과 복합틱으로 나뉘고, 유병 기간에 따라서 일과성틱장애와 만성틱장애 및 뚜렛장애로 분류할 수 있다. (표 참조)

틱장애의 분류		
	단순	복합
근육틱	눈 깜빡임, 입 벌리기, 얼굴 찡그리기, 머리 흔들기, 머리 끄덕이기, 어깨 으쓱하기, 팔다리 흔들기, 배 씰룩거리기	깡충 뛰기, 신체나 사물 만지기, 물건 던지기, 자신을 때리기, 남의 행동 따라 하기
음성틱	킁킁거리기, 헛기침하기, 음음 소리, 딸꾹질하기, 한숨 쉬기, 콧바람 불기, 소리 지르기	남의 말 따라 하기, 욕하기, 상황과 관계없는 말하기
일과성 틱장애	4주 이상 1년 이내의 기간 동안 틱을 보이는 경우	
만성 틱장애	1년 이상의 기간 동안(연속 무증상 기간 3개월 미만) 근육틱과 음성틱 중 한 가지만 보이는 경우	
뚜렛 증후군	1년 이상의 기간 동안(연속 무증상 기간 3개월 미만) 근육틱과 음성틱을 동시에 하는 경우	

틱장애의 임상적 특징

틱 증상을 보면 아이들이 마치 일부러 하는 것처럼 보이는 경우가 많다. 하지만 실제로는 두뇌 기능상의 불균형으로 인해 참기 힘들거나 억제가 되지 않아서 본인의 의지와 상관없이 나타난다. 가족들이나 주변인들은 틱장애를 나쁜 습관으로 인식하여 혼을 내거나 지적을 하는 경우가 종종 있는데, 이런 행동은 환자의 자존감을 떨어뜨리는 행동으로 주의가 필요하다.

틱 증상은 대체로 오전에 약하게 보이고 오후에 심하게 보이며 잠들기 전에도 증상이 심하게 나타나는 경향이 있다. 학교나 유치원에서 수업에 집중을 하고 있는 경우나 스스로 틱 증상을 억지로 참아서 증상이 약하게 보이는 경우가 있지만 집에서는 심하게 보인다. 증상을 억지로 참아서 간혹 줄어든 것처럼 보일 수는 있지만 이후에 참았던 것이 폭발적으로 나타나는 특징이 있다.

스트레스를 받을 때도 증상이 악화되지만 기분이 좋아서 너무 흥분하는 경우에도 일시적으로 증상이 심하게 보이기도 한다.

틱장애는 시간이 흐르면서 자연스럽게 호전과 악화를 반복하는 경향이 있어서 경과를 파악하는 데 어려움이 있다. 보통 눈 깜박임으로 시작하는 경우가 많은데, 시간이 흐르면서 어느 날은 아주 심했다가 어느 날은 아주 약해지기도 한다. 또 한 가지 증상이 없어지면서 다른 증상이 새롭게 보이기도 한다. 일시적인 틱장애는 저절로 사라지는 경우도 있지만, 일부는 만성틱장애나 뚜렛장애로 발전하기도 하며 성인기까지 이어지기도 한다. 특히나 뚜렛장애의 경우에는 예후가 나쁜 편에 속하는데, 약 30%는 증상이 거의 없어지고 약 30%는 증상이 있더라도 약한 수준의 후유증이 남게 되지만, 나머지 40%는 후유증이 많이 남게 되어 치료가 잘 되지 않는 경우도 있다.

보통 발달 과정 중에 소아과적인 문제가 있는 경우, 틱 증상이 복잡하고 증상이 심한 경우, 동반 장애(ADHD, 강박증, 불안증)가 많은 경우, 가족력이 있어 부모가 성인기에도 틱이 지속되고 있는 경우, 청소년기에 틱이 점차 줄어들지 않고 오히려 악화되고 있는 경우, 사회 환경적인 요소가 부정적인 경우에는 예후가 좋지 않다.

틱장애의 증상은 크게 근육틱과 음성틱으로 나눌 수 있으며 다시 단순근육틱과 복합근육틱 및 단순음성틱과 복합음성틱으로 나눌 수 있다. 그 구체적인 증상은 아래와 같다.

1. 단순근육틱

단순근육틱은 특정 신체 부위의 불편한 느낌을 해소하기 위해 단순한 동작을 반복하는 것이다. 눈 깜박임, 눈썹 올리기, 눈동자 돌리기, 인중 늘리기, 입술 내밀기, 얼굴 찡그림, 고개 끄덕이기, 고개 돌리기, 머리 흔들기, 어깨 으쓱거리기, 팔·다리 털기, 손목발목 돌리기, 배에 힘주기, 몸 전체를 들썩이거나 몸 떨기 등으로 나타난다. 작은 근육에서 시작하여 점차 큰 근육으로 틱 증상을 보이는 경향이 있으며 그 단계를 건너뛰는 경우도 흔하다.

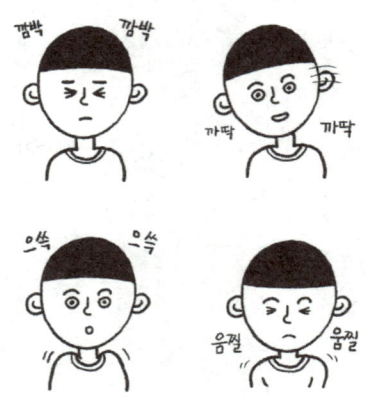

2. 복합근육틱

　복합근육틱은 한 군데 이상의 근육을 동시에 침범하여 보다 복잡한 증상을 보인다. 제자리 뛰기, 발 구르기, 다른 사람이나 물건 만지기, 스스로 때리기, 물건 던지기, 물건 두드리기, 냄새 맡기, 침 뱉기, 남의 행동 따라 하기, 성기 만지기, 외설적인 행동하기, 손가락 욕설 등의 증상을 보이는데 마치 목적을 가지고 하는 행동처럼 보이기도 한다.

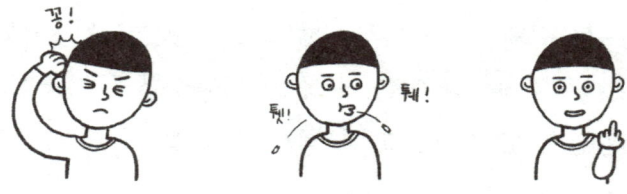

3. 단순음성틱

단순음성틱은 코와 목(비강, 인후부, 성대)의 불편한 느낌을 해소하기 위해서 내는 소리인데 음음 아아 하는 소리, 헛기침 소리, 코를 킁킁거리기, 코 들이마시는 소리, 빠는 소리 내기, 딸꾹질과 같은 소리 내기 등이 흔히 나타나는 증상이다.

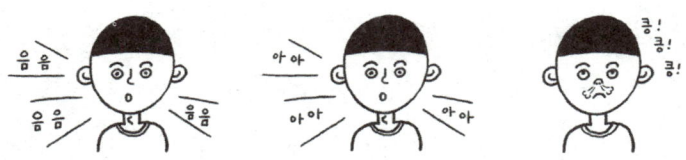

4. 복합음성틱

복합음성틱은 단순한 소리가 아니라 단어나 문장의 형태로 반복하거나 말을 할 때 특정 음절에 악센트를 넣거나, 상황에 맞지 않는 말하기, 남의 말 따라 하기, 욕설 틱, 외설적인 단어 말하기 등의 증상을 보인다.

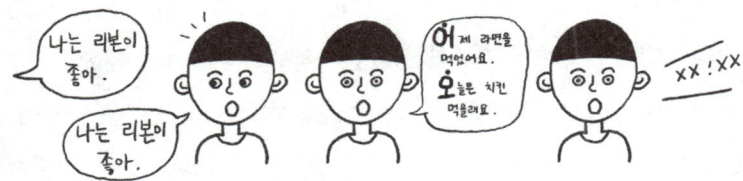

틱장애의 임상적 증상

틱은 앞서 이야기한 바와 같이 단순틱과 복합틱으로 나눌 수 있고, 또 운동틱과 음성틱으로 나눌 수 있다.

단순운동틱은 짧은 시간(1/1000초 단위) 동안 지속되며 눈 깜빡임, 어깨 움츠리기, 팔다리 뻗기가 포함된다. 단순음성틱에는 헛기침하기, 킁킁거리기, 꿀꿀거리기가 포함되는데, 이는 주로 횡격막이나 구강 인두 근육의 수축에 의해 발생한다. 복합운동틱은 긴 시간(초 단위) 동안 지속되며, 대개 머리 돌리기와 어깨 움츠리기가 동시에 나타나는 것과 같은 복합적인 틱으로 나타난다. 복합틱은 성적이고 외설적인 몸짓(외설 행동)이나 타인의 행동을 모방하기(반향 운동증)처럼 목적이 있는 행동으로 보이기도 한다. 이와 비슷하게 복합 음성틱은 소리나 단어를 반복하기(동어 반복증), 마지막에 들은 단어나 구를 반복하기(반향 언어증) 또는 민족, 인종 혹은 종교적 비방이나 외설을 포함해 사회적으로 용납되지 않는 단어 말하기(욕설증)를 포함한다.[1]

---

1) 신성웅, 임명호, 현태영, 성양숙, 조수철, 「만성 틱장애 뚜렛씨 장애의 임상 특성」, 소아청소년정신의학 제12권 제1호, 2001.06, P104

틱 증상은 모든 나라와 문화에서 거의 비슷하게 나타나는 것을 볼 수 있다. 언어가 다름에도 기침, 목소리 다듬기, 콧물 훌쩍거리는 것 같은 소리는 거의 유사하며, 나쁜 말, 욕설, 신에 대한 모독과 같은 그 문화에서 수용되지 않는 단어를 사용하는 것으로 보아 모든 언어권에서 비슷하게 나타나는 것으로 보인다.

틱장애 증상은 머리에서 다리까지 우리 몸의 근육과 관련된 부위에서 발생한다. 증상이 심해질수록 아래로 내려오는 경향을 보이며, 좋아질수록 머리 쪽으로 올라가게 된다. 실제로 눈틱이나 얼굴틱에서 시작해서 목, 어깨, 팔, 배, 다리로 내려오는 경우를 많이 보게 된다.[2]

심한 정도를 구체적으로 살펴보면, 우선 운동틱에서는 눈 깜빡임 - 눈 찡그리기 - 코 찡끗하기 - 코 킁킁 - 입 씰룩 - 혀 내밀기 - 얼굴 전체 찡그리기 - 눈 돌리기 - 목 꺾기 - 목 돌리기 - 어깨 으쓱하기 - 팔 돌리기 - 손가락 움직이기 - 배 꿀렁거리기 - 다리 및 발 움찔하기 정도의 유무로 틱 증상이 심한 정도를 가늠할 수 있고, 음성틱에서는 음음 - 기침 소리 - 아아 소리 지르기 - 동물 울음 흉내 내기 - 상대의 말 따라 하기 - 동어 반복 - 욕설 - 외설스러운 소리의 정도로 음성틱의 정도를 파악할 수 있다. 당연히 처음부터 순서대로 진행되지 않는 경우도 많으며, 시작부터 중간 정도의 증상이 나타날 수도 있다. 하지만 대략적으로 위의 순서를 참고하여 증상의 정도를 파악할 수 있다.

---

2) 설재현, 『ADHD, 학습 장애, 틱장애, 자폐 스펙트럼의 한방 치료』, 지식과 감성, 2019년 7월, P136

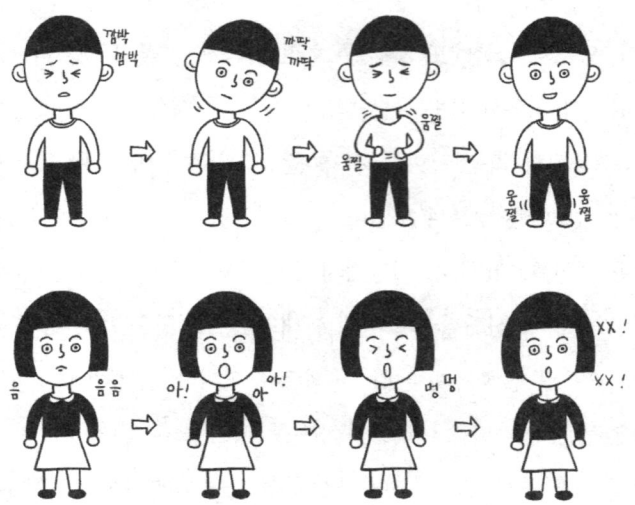

틱장애의 원인

'이것에 의해 틱이 생긴다'는 단일 원인은 존재하지 않는다. 다만 도파민, 세로토닌으로 알려진 신경 전달 물질의 문제, 유전적 소인, 두뇌의 구조적, 기능적 이상, 심리적 요인 등이 복합적으로 작용해 틱장애 발생에 영향을 미치는 것으로 알려져 있다.

1. 신경 전달 물질

두뇌의 신경 전달 물질에는 여러 가지 종류가 있다. 그중 틱 증상에는 도파민과 세로토닌이 관여하는 것으로 알려져 있다. 도파민과 세로토닌은 길항 작용을 하는데, 도파민의 기능 과다, 세로토닌의 기능 저하가 틱 발생에 영향을 준다. 또한 도파민 수용체를 차단시키는 약을 쓰면 틱 증상이 완화되고, 도파민 분비를 증가시키는 약을 쓰면 틱 증상이 심해지는데 이를 통해 신경 전달 물질 중 도파민이 관여되어 있음을 추측할 수 있다.

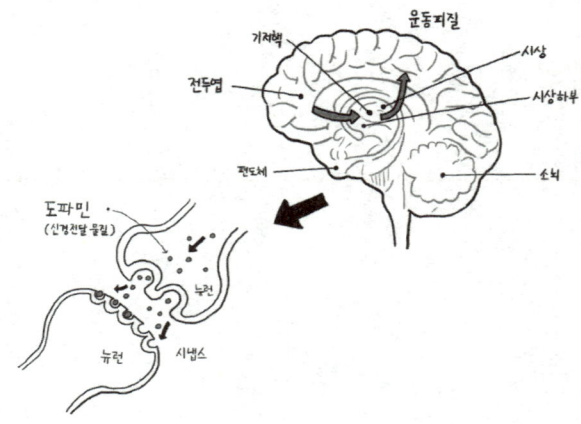

2. 유전적 소인

틱은 가족력의 영향을 받는다. 부모가 틱이 있는 경우 아이도 틱장애가 발병하는 경우가 많다. 만성 틱장애를 가진 쌍생아 연구에서 일란성 쌍생아는 77~90%, 이란성 쌍생아는 30%의 일치율을 보였다.(Hyde et al, 1992) 일란성 쌍생아에서의 뚜렛증후군 일치율은 50%로 매우 높지만, 이란성 쌍생아에서는 10%의 일치율을 보여 유병률 차이가 많이 났기에 유전적인 요인이 상당히 중요한 원인으로 보인다.[3]

3. 두뇌의 구조적 기능적 이상

뚜렛증후군 환자에서 좌측 미상핵이 감소된 구조적 뇌 영상 연구(MRI, CT) 결과가 말해주듯, 뇌의 염증, 세균 감염, 출산 시 뇌 손상을 포함한 두뇌의 구조적 이상도 틱장애의 원인으로 작용한다.[4] 또한 두뇌

---

3) Uttom Chowdhury, 김광웅, 이영나 옮김, 『아이가 눈을 깜박거려요』, 2007, 시그마북스, P8
4) Uttom Chowdhury, 김광웅, 이영나 옮김, 『아이가 눈을 깜박거려요』, 2007, 시그마북스, P10-11

의 기능적 이상도 틱장애의 원인이 될 수 있다. 뚜렛증후군 환자들은 운동성 뇌피질의 '제동력'이 약해져 있다. 전전두엽피질을 활성화시켜 기저핵과 운동성 뇌피질의 제어 기능이 정상적으로 작동되도록 해야 하는데 대뇌 피질 - 선조체 - 시상 - 피질 회로상의 이상이 생기면서 틱 증상 발현에 영향을 준다는 것이다.[5]

4. 심리적 요인

틱장애는 심리적인 요인도 작용한다. 스트레스를 받으면 심해지는 경우가 많고 심리적으로 불안하거나 긴장했을 때도 증상이 심해지는 경향이 있다. 또래와의 갈등, 학업 스트레스, 부모님의 부부 싸움이나 형제 간의 갈등과 같은 가정 내의 불화, 학교 시험이나 신학기 등으로 긴장을 느끼는 시기에는 증상이 심해지기도 한다. 그러나 심리적인 요인으로만 틱이 발생하는 것은 아니기 때문에 지나치게 심리적인 요인만을 강조하여 생각한다면 오히려 아동의 정상적인 정서 발달이나 사회화 과정을 방해할 수 있다. 예를 들어 아이에게 스트레스를 주지 않기 위해 아이가 지켜야 할 규칙이나 해야 할 일을 지키지 않아도 다 허용하게 된다면 정상적인 성장 과정에서 습득해야 할 것들을 놓치게 된다. 다만 가족이나 주변인이 틱장애가 있는 환자에게 틱 증상을 가지고 놀리고 창피를 주거나 나쁜 습관으로 인식하여 하지 못하게 혼내거나 벌을 주는 등 강제로 억제하려고 하다 보면 오히려 환자를 불안하게 만들어 증상

---

5) 앙엘라 숄츠, 아리베르트 로텐베르거, 『내 아이에게 틱과 강박증이 있대요』, 2006, 도서출판 부키, P192-193

이 악화될 수도 있다. 실제로 틱장애 환자들 중에서는 자신의 증상을 부끄럽게 생각하여 다른 사람에게 들키지 않게 숨기려고 노력하고 타인의 시선을 지나치게 의식하는 모습을 보이기도 한다. 스스로 억제하려고 해도 억제되지 않는 틱 증상으로 인해 자신감과 자존감이 떨어지고 심리적으로 위축된 모습을 자주 보인다.

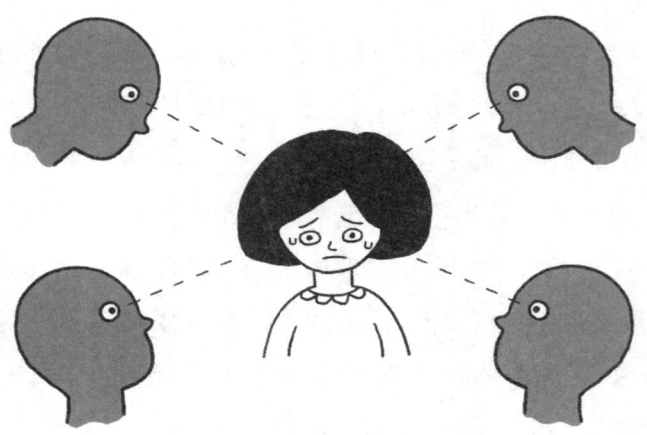

틱장애 뇌파는
어떤 점이 다른가[6]

틱장애의 원인으로 심리적인 요인을 강조해 잠재되어 있는 정신적인 갈등과 스트레스 상황으로 인해 비롯된다고 설명하기도 하며, 항도파민제에 의해 틱이 억제되는 것을 근거로 도파민 과활성을 원인이라 설명하기도 한다.[7] 이외 노르에피네프린, 세로토닌도 원인 중의 하나라는 연구들도 있으며,[8][9] 손상된 cortico-striato-thalamo-cortical 회로, 특히 전두-선조체의 기능적인 이상이 관련이 있다고 보는 연구들도 있다.[10] 또한, 이전의 뇌파 검사(electroencephalogram, EEG) 연구에서는 틱 증상 억제 시에 전두엽, 중엽, 측두엽에서(Fz, C4, T3, T4) 델

---

6) 김대억, 정대규, 김상호, 이원우, 이은경, 「틱장애 증상 환자의 뇌파 비교 분석」, 제한동의학술원, 동서의학 41권 4호, 2016년 12월: 13-24

7) 김자성, 이정섭, 홍강의(1994) 「틱 장애아들의 동반 정신 병리와 부모 양육 태도에 관한 연구」, 소아 청소년 정신의학 5(1): 150-161

8) Leckman JF, Anderson GM, Cohen DJ, Shaywitz BA(1984): Whole blood serotonin and tryptophan levels in TS. Effects of acute and chronic clonidine treatment. Life Sci 35: 2497-2503

9) 조수철, 신윤오, 서유헌(1996) 「Tourette씨병의 Serotonin계와 정신 병리와의 상호 관계에 관한 연구」, 소아 청소년 정신 의학 7: 77-91

10) Peterson BS, Thomas P, Kane MJ, et al. Basal Ganglia volumes in patients with Gilles de la Tourette syndrome. Arch Gen Psychiatry. 2003;60: 415-424.

타파, 쎄타파, 베타파가 높았으며, 두정엽, 측두엽의 델타파의 기능적인 연결이 강화되었다고 보고하고 있다.[11]

한의학에서는 틱장애 증상을 육순근척(肉瞤筋惕), 순동(瞤動), 매핵기(梅核氣), 아동다동증(兒童多動證) 등으로 파악하고 있으며, 간풍, 담열, 풍담, 칠정 등에 의해 유발된 오장(五臟)의 기기실조(氣機失調)로 병인을 설명하고 있다.[12) 13)]

이처럼 틱장애의 원인을 단일 원인으로만 논할 수는 없는 것으로 보인다. 하지만 두뇌의 특정한 부분이 틱장애 증상에 기능적으로 관여하고 있음을 유추할 수는 있을 것이다. 이러한 기능적인 관여를 뇌파 변화를 통해 파악하고, 효과적인 한의학적 틱장애 치료법을 개발, 객관화, 표준화하고자 해아림 한의원에서는 정상군과 틱장애 환자군 간의 뇌파를 비교, 분석하였다.[14]

뇌파는 대뇌피질에서 일어나는 유발 전압, 표면 피질 반응, 심부 직접 반응에 의해 대뇌에서 발생하는 전기 현상을 기록한 것으로, 두뇌의 뉴런 활동을 표현하고 있다.[15] 대뇌피질은 6개의 신경 세포층으로 되어 있는데, 신경 세포들은 복잡한 시냅스 연결로 구성되어 있다. 이들 중 시냅스 후 전위가 대뇌피질뇌파의 본체를 이루는데, 두피에 전극을 부

---

11) 차민호, 「Multi-channel analysis of thje EEG in Toutte's Syndrome during tic suppression」, 한국과학기술원 석사 학위 논문, 2006: 24-49
12) 이승희, 장규태, 김장현. 「틱장애를 주소로 하는 환아의 증례 보고」, 대한한방소아과학회지, 2002;15(2):115-6.
13) 심민, 이종화, 김태헌, 류영수, 강형원. 「틱장애의 한의학적 이해에 관한 문헌적 고찰(동의보감 중심으로)」, 동의신경정신과학회지. 2007;18(2): 1-12
14) 김대억, 정대규, 김상호, 이원우, 이은경. 「틱장애 증상 환자의 뇌파 비교 분석」, 제한동의학술원, 동서의학 41권4호, 2016년 12월: 13-24
15) 이태영, 이상룡. 「두침의 이론적 근거에 대한 동서의학적 고찰」, 대한침구학회지. 1999;16(4): 91-108.

착하여 대뇌피질에서의 여러 영역들의 활동들, 즉 두뇌 활동, 정신 사유 활동 등을 측정할 수 있게 된다.[16] 비침습적이고 객관적인 측정법으로 비교적 간단하게 대뇌 기능을 평가할 수 있는 측정법이다.[17]

뇌파는 주파수대역에서 서파인 δ파(0.2~3.99 Hz), θ파(4~7.99 Hz), 일반파인 α파(8~12.99 Hz), 속파인 β파(13~30 Hz)로 나뉘는데, 뇌파의 기본이 되는 α파는 두정엽과 후두엽에서 잘 기록되며, 각성 상태, 안정 상태에서 나타난다. β파는 측두엽에서 비교적 잘 기록되며, 불안할 때나 긴장할 때, 집중을 요하는 정신 활동 시에 잘 나타난다. δ파는 큰 진폭과 낮은 주파수를 특징으로 하는데, 소아나 성인의 수면 시에 전두엽을 비롯해, 여러 부위에서 기록된다. θ파는 전두엽과 측두엽 쪽에서 잘 기록되며, 정서적 이완, 경계심이 풀렸을 때 잘 나타난다.[18] 뇌파를 분석한 대상자 중 환자군은 남자 8명과 여자 2명으로 평균 연령은 11.1세였으며, 정상군은 남자 5명과 여자 3명으로 평균 연령은 14.2세였다. 뇌파를 비교한 결과는 다음과 같다.

1. α파 비교

α파는 FP2, F3, FZ, F4, FCZ, O1, OZ채널에서 틱장애 대조군에서 유의성($p < 0.05$) 있게 낮게 측정되었다. (Fig. 1, Table 1)

---

16) 이배환, 박형준, 박용구, 손진훈, 「뇌파의 전기적 모형」, 전기학회지, 1997;46(5): 3-10.
17) 정사준 역, 「뇌파판독 Step by step 입문편 제 4편」, 서울:군자출판사, 2007: 2-3.
18) John N. Demos. Neurfeedback. New York: Norton. 2005: 112-21.

TABLE 1.
The average and standard deviation values of α wave of the EEG from 30 channels

Lead position	α wave	
	정상군	틱장애군
FP1	30.6221±1.3951	27.4829±1.2109
FP2	31.2900±1.6843	25.7823±1.1598
F7	30.2192±1.1187	27.2128±0.9264
F3	33.2842±1.1004	29.6120±1.0516
FZ	34.6335±0.9028	30.6112±1.0715
F4	33.6023±0.9937	29.1738±0.9013
F8	29.8993±1.1422	28.9029±0.9400
FT7	30.6794±1.0952	31.0718±1.3022
FC3	33.5179±1.2568	32.0219±1.4781
FCZ	34.5715±1.0920	30.7527±1.1633
FC4	33.0867±1.3049	31.9766±1.0855
FT8	31.3344±1.1662	31.1784±1.0609
T7	29.7252±1.0712	31.1699±1.5366
C3	33.3536±1.4212	33.2256±1.4594
CZ	34.6526±1.2893	33.6206±1.6647
C4	33.8732±1.1426	33.7333±1.4399
T8	31.4905±1.1240	31.9432±1.2892
TP7	32.7981±1.5043	34.0332±1.7385
CP3	34.3071±1.5405	34.5802±1.7778
CPZ	35.2735±1.2366	35.1883±1.8975
CP4	35.2380±1.0955	34.2420±1.6223
TP8	34.3593±1.0184	34.1197±1.8259
P7	39.0142±1.8854	37.0973±1.9963
P3	36.6136±1.6025	36.5868±2.0499
PZ	36.9397±1.3693	36.7862±1.9970
P4	37.1519±1.4241	37.0683±2.0326
P8	41.5096±1.2008	37.1658±2.0690
O1	44.3979±0.9379	39.0642±1.6904
OZ	43.9349±1.2379	37.8683±1.8510
O2	44.2637±1.8860	39.8165±2.0569

Values are expressed as Mean ± STE

[FIGURE 1 Alpha wave in This Study]

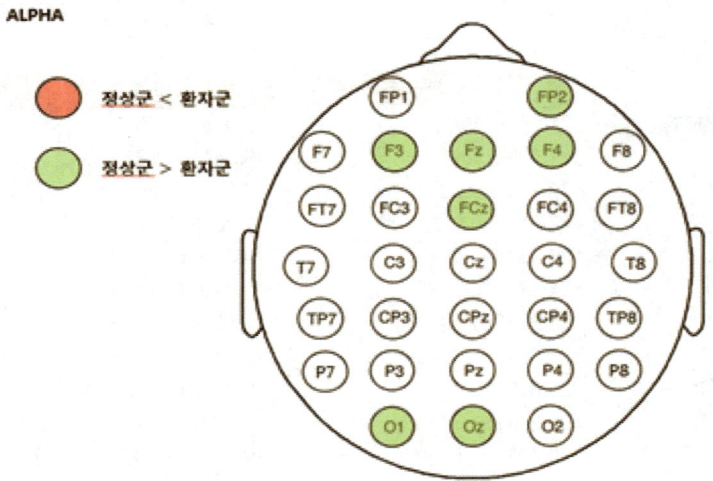

2. β파 비교

β파는 FP1, F7, F3, F4, F8, FT7, FC3, FCZ, FC4, FT8, T7, C3, CZ, C4, T8, TP7, CP3, CPZ, CP4, TP8, P7, P3, PZ, P4, P8, O1, OZ, O2채널 등 비교적 전체 채널에서 틱장애 대조군에서 유의성($p<0.05$) 있게 낮게 측정되었으며(Fig. 2, Table 2), 전체 30개의 채널 중에서 28개의 채널에서 유의하게 파워 스펙트럼 크기가 낮았음을 알 수 있었다.

TABLE 2.
The average and standard deviation values of β wave of the EEG from 30 channels

Lead position	β wave	
	정상군	틱장애군
FP1	21.9099±1.3074	18.9631±1.8653
FP2	21.9250±1.4104	18.5414±1.7895
F7	28.2106±0.8335	20.2463±1.9571
F3	24.6103±0.9118	19.8033±2.0653
FZ	23.0771±1.4871	19.6123±2.3868
F4	24.1703±0.9822	19.7412±2.1216
F8	25.8122±1.2375	20.6270±2.2096
FT7	29.5392±1.0673	20.7781±2.3351
FC3	26.8616±0.9172	19.7579±2.2003
FCZ	23.2047±1.3859	18.0732±2.1155
FC4	26.4771±1.5190	19.7395±2.3858
FT8	29.6087±1.0476	20.7936±2.4159
T7	32.1034±0.8104	20.8510±2.1583
C3	28.9048±1.5567	18.0443±2.0229
CZ	26.8042±1.9049	17.9604±2.2467
C4	27.5821±1.5000	17.9720±2.0927
T8	28.6714±1.3461	19.6366±2.2334
TP7	31.3226±1.4585	19.5675±2.3163
CP3	29.7681±1.8940	17.5366±2.0064
CPZ	27.2655±1.8331	16.5730±2.0464
CP4	26.1636±0.9655	16.6293±1.9406
TP8	27.7386±0.8192	18.1449±2.2708
P7	26.8840±1.1339	16.9314±1.9870
P3	27.4531±1.2836	16.7413±2.0498
PZ	26.2169±0.9910	16.9616±2.3205
P4	27.5058±0.7513	16.2257±2.0909
P8	25.5402±1.2322	15.8994±2.1716
O1	26.0938±0.9306	16.2395±1.5494
OZ	25.9950±1.3029	17.6265±1.8116
O2	26.9050±1.1621	16.4247±1.9779

Values are expressed as Mean ± STE

[FIGURE 2 Beta wave in This Study]

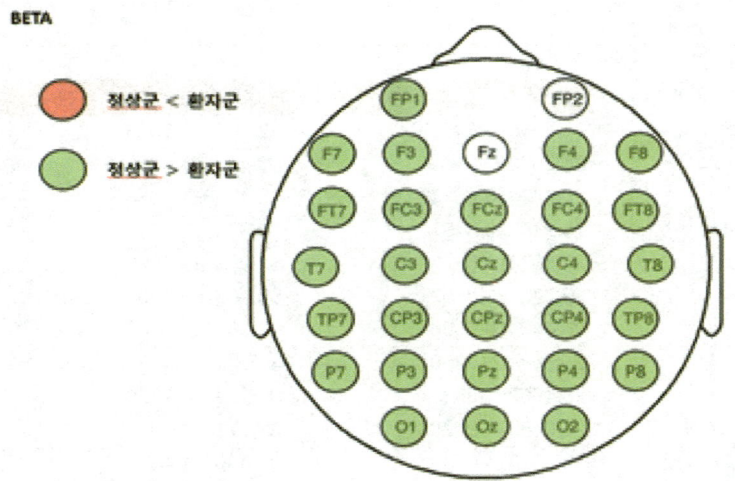

3. θ파 비교

θ파는 FP1, FP2, F7, F3, FZ, F4, F8, FT7, FC3, FCZ, FC4, FT8, T7, C3, CZ, C4, T8, TP7, CP3, CPZ, CP4, TP8, P7, P3, PZ, P4, P8, O1, OZ, O2의 30개 채널 전체에서 유의성($p<0.05$) 있게 틱장애 대조군의 파워 스펙트럼 크기가 높게 측정되었다. (Fig. 3, Table 3)

TABLE 3.
The average and standard deviation values of θ wave of the EEG from 30 channels

Lead position	θ wave	
	정상군	틱장애군
FP1	27.4316±0.8095	32.9048±1.2033
FP2	27.2929±0.9429	33.4964±1.1460
F7	25.4424±0.6817	32.4308±1.0686
F3	25.9788±0.8457	32.6767±1.1700
FZ	26.5076±1.0771	33.0611±1.4620
F4	26.2450±0.8167	33.1687±1.2439
F8	26.6485±0.6586	32.1871±1.1868
FT7	24.8084±0.7250	31.7046±1.4777
FC3	25.1052±1.0639	31.8891±1.2729
FCZ	26.6453±1.2022	33.7764±1.4894
FC4	25.9816±1.0746	32.4951±1.4574
FT8	25.0335±0.6791	31.6132±1.4566
T7	24.0237±0.6028	30.9898±1.1670
C3	24.6727±1.1437	32.2728±1.1957
CZ	25.5411±1.2328	32.9643±1.6036
C4	25.0639±0.9880	32.5127±1.4023
T8	25.0885±0.8200	31.6818±1.3983
TP7	23.3701±0.7984	30.4001±1.1728
CP3	23.8476±1.1599	32.0413±1.3654
CPZ	24.6900±1.2785	32.8634±1.6792
CP4	24.0401±1.1645	32.8172±1.5739
TP8	23.3606±0.7231	31.8161±1.7417
P7	21.2456±1.1386	30.7668±1.4835
P3	22.5043±1.1369	31.2785±1.5433
PZ	23.1103±1.2678	32.0564±1.9480
P4	22.2278±1.1822	31.7588±1.7424
P8	20.3809±0.9710	31.4860±1.9395
O1	18.5895±0.8383	29.1673±1.3774
OZ	18.9924±1.1013	29.3054±1.4249
O2	18.3882±1.1727	29.0017±1.6178

Values are expressed as Mean ± STE

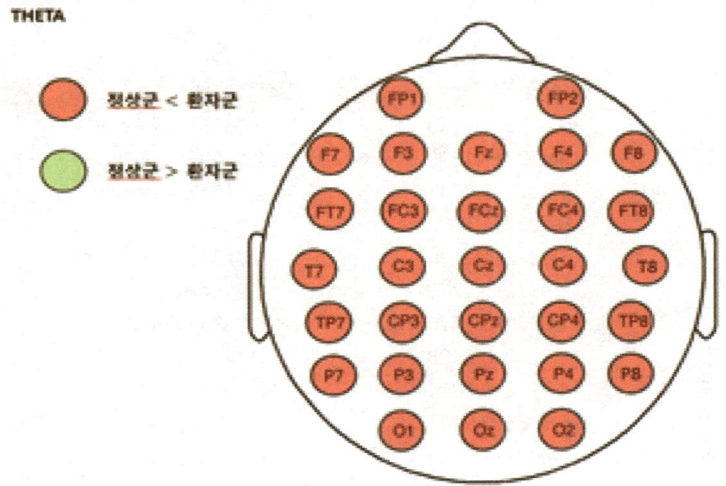

[FIGURE 3 Theta wave in This Study]

4. δ파 비교

δ파는 F7, P7, P4, P8, O1, OZ, O2채널에서 유의성(p<0.05) 있게 틱장애 대조군에서 높게 측정되었다. (Fig. 4, Table 4)

TABLE 4.
The average and standard deviation values of δ wave of the EEG from 30 channels

Lead position	δ wave	
	정상군	틱장애군
FP1	20.0365±1.9353	20.6493±1.1048
FP2	19.4922±2.1382	22.1799±1.0657
F7	16.1277±0.9647	20.1101±0.9685
F3	16.1267±1.1082	17.9080±0.7257
FZ	15.7818±1.2236	16.7154±0.8696
F4	15.9824±1.0228	17.9164±0.6825
F8	17.6400±1.3178	18.2830±0.9456
FT7	14.9730±0.8408	16.4454±0.9744
FC3	14.5153±0.9094	16.3311±1.0130
FCZ	15.5785±0.9746	17.3977±0.7120
FC4	15.8021±1.2585	15.7888±0.7787
FT8	15.0721±0.7963	16.4148±0.9765
T7	14.7282±0.6669	16.9893±0.9205
C3	14.7154±0.9071	16.4572±0.6774
CZ	14.5995±0.8538	15.4547±0.7684
C4	14.9312±0.8079	15.7820±0.5543
T8	15.8314±0.9505	16.7384±0.7603
TP7	14.2292±0.5675	15.9991±0.9544
CP3	14.2150±0.7719	15.8418±0.6485
CPZ	14.4426±0.7301	15.3754±0.7095
CP4	14.5582±0.7593	16.3114±0.7331
TP8	14.5416±0.5777	15.9194±0.7212
P7	12.8562±0.9087	15.2045±0.5403
P3	13.4290±0.7635	15.3933±0.6020
PZ	13.7332±0.7697	14.1958±0.6441
P4	13.1145±0.5231	14.9472±0.5482
P8	12.5693±0.4948	15.4488±0.6363
O1	10.9187±0.5520	15.5290±0.7816
OZ	11.0777±0.6691	15.1998±0.5320
O2	10.4431±0.5353	14.7572±0.6559

Values are expressed as Mean ± STE

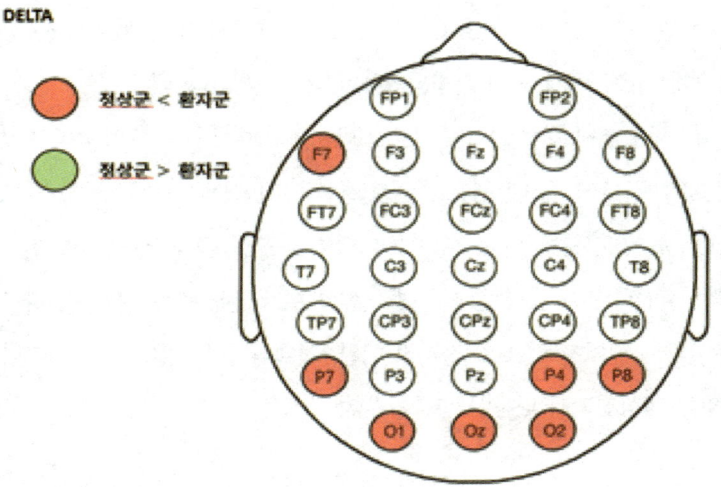

[FIGURE 4 Delta wave in This Study]

뇌파 검사에서 틱장애 환자군과 정상군, 각각의 채널에서 다음과 같은 결과를 얻었다.

α파는 FP2, F3, FZ, F4, FCZ, O1, OZ채널에서 유의성($p<0.05$) 있게 틱장애 대조군에서 낮게 측정되었다. (Fig. 1, Table 1)

β파는 FP1, F7, F3, F4, F8, FT7, FC3, FCZ, FC4, FT8, T7, C3, CZ, C4, T8, TP7, CP3, CPZ, CP4, TP8, P7, P3, PZ, P4, P8, O1, OZ, O2채널 등 비교적 전체적으로 유의성($p<0.05$) 있게 틱장애 대조군에서 낮게 측정되었다. (Fig. 2, Table 2)

θ파는 FP1, FP2, F7, F3, FZ, F4, F8, FT7, FC3, FCZ, FC4, FT8, T7, C3, CZ, C4, T8, TP7, CP3, CPZ, CP4, TP8, P7, P3, PZ, P4, P8, O1, OZ, O2채널 등 전체적으로 유의성($p<0.05$) 있게 틱

장애 대조군에서 높게 측정되었다. (Fig. 3, Table 3)

δ파는 F7, P7, P4, P8, O1, OZ, O2채널에서 유의성($p<0.05$) 있게 틱장애 대조군에서 높게 측정되었다. (Fig. 4, Table 4)

즉, 뇌파 검사 파워 스펙트럼 분석에서 틱장애 대조군에서 β파와 θ파의 경우 상당히 유의성($p<0.05$) 있게 비교적 전체 채널에서 차이가 나타났는데, 정상군과 비교했을 때 전두엽, 두정엽, 후두엽, 측두엽 전반에 걸쳐 불안할 때나 긴장할 때, 집중을 요하는 정신 활동 시에 잘 나타나는 β파는 떨어져 있으며, 정서적 이완, 경계심이 풀렸을 때 잘 나타나는 θ파는 과항진되어 있음이 관찰되었다.

틱장애와 함께 나타나기 쉬운 증상들

틱장애를 가진 아이들에게 있어서 산만하고 충동적이며 집중을 오래 유지하지 못하는 주의력 관련 문제를 동반하는 경우가 흔하다. 이런 주의력 문제는 틱장애 증상 자체보다 오히려 아이의 일상생활에 더 많은 영향을 주는 경우가 많아서 틱장애 치료 과정에서 이 부분에 대한 세밀한 진단 및 치료 프로그램 설정이 중요하다.

특히 음성틱과 운동틱을 모두 동반하는 뚜렛장애 아이의 경우 50~60%는 주의력 결핍, 충동성의 문제를 안고 있는 ADHD나 품행장애, 불안증 및 우울증, 학습 장애를 동반하기 때문에 더욱 세심한 주의가 필요하다.

1. ADHD

ADHD는 주의 집중력이 떨어지거나 산만한 행동을 하며 충동성을 보이는 것을 말한다. 평소 집중하지 못하고, 가만히 있지 못하며 대화 내용과 관련 없는 말을 하고, 기다리지 못하는 등의 행동을 보인다. 산만하게 행동하고, 대화가 길게 유지되지 못하고 짧게 끊어지며, 의사소통이 원활하지 못하다는 특징이 나타난다. ADHD는 외부의 자극에 대해 지속적으로 주의 집중하는 것을 힘들어하기 때문에 부주의한 실수를 반복하거나, 학업 등 지속적인 정신적 노력을 필요로 하는 부분을 지속할 수 없으며, 성취도도 낮다. 나아가 과잉 행동과 충동성의 양상으로 발전하기도 한다.

아동기나 청소년기, 성인기에 수행해야 하는 과제들이 다르다 보니 발현되는 양상들에 있어 조금씩 차이는 있지만, 자극에 대해 지속적으로 집중하는 것을 어려워한다는 점에서는 일맥상통한다. 아동 ADHD는 수업 시간 중에 집중력이 떨어져 딴짓을 하고, 어떤 일을 하다가도 다른 소리가 나면 그쪽으로 시선이 옮겨가는 등 산만하고 통제에 따르지 못하는 모습을 보이는데, 제대로 된 치료와 관리 시기를 놓쳐 청소년, 혹은 더 나아가 성인으로까지 이어지는 경우가 20~30% 정도에 이를 정도로 많은 편이다.

성인 ADHD에서는 충동성이 좀 더 많이 나타나는데, 한 직장에 오래 근무하지 못하거나, 동료나 상사와 잦은 마찰이 있거나, 충동적 행동으로 자동차 사고를 내는 등의 모습으로 나타난다.

ADHD는 산만하고 충동적이고 시끄러운 것만으로 생각하는데, 흔히들 하는 오해 중 하나이다. 이른바 '조용한 ADHD'의 경우, 지속적으로 집중하는 것에는 장애를 겪는 것이 분명하지만, 과잉 행동 양상은 나타나지 않는 경우를 말한다. 조용한 ADHD는 전체 ADHD 환자 중 약 20% 정도로 추정되는데, 과잉 행동이 나타나지 않기 때문에, ADHD라고 생각하지 못하고, 단순히 소극적이고 싫증을 잘 낸다고 생각하기 쉽다. 산만해 보이지는 않는데 과제에 대한 성취도가 많이 떨어진다거나, 물건을 자꾸 잃어버린다거나, 엉뚱한 반응을 보인다거나 하는 모습이 자주 관찰되면 조용한 ADHD는 아닌지 검사를 받아볼 필요가 있다.

2. 소아 강박증

틱장애 증상을 보이기 전, 하지 않으면 안 될 것만 같은 강렬한 느낌인 전조 충동을 가지게 되는데, 이는 본인도 모르게 무엇인가를 반복적으로 해야 하고, 생각해야 하는 강박증과 일면 유사한 면이 있다. 강박증은 환자의 의도와는 상관없이 머릿속에 잡생각이 많아지고 특정한 생각이 떠오른 후 반복되면서 사고가 끊이지 않는 '강박 사고'와 이러한 생각과 불안감을 없애기 위해 반복적인 행동을 하는 '강박 행동'으로 이루어진 질환이다.

'강박 사고'란 쉽게 말해서 반복적인 생각이 머리에 계속 떠오르는 증상, 너무 많은 걱정을 해서 머리에서 떨쳐버릴 수 없는 증상, 하찮은 일임에도 불구하고 계속 고민하는 증상 등을 말한다. 반면 강박 행동이란 강박 사고를 완화시키기 위한 행동으로, 정해진 행동을 반복적으로 하지 않으면 답답함과 불안, 초조를 느끼는 것을 말한다. 예를 들어 순서에 집착한다든지, 자물쇠가 제대로 잠겼는지 확인한다든지, 특정한 것이 꼭 특정한 곳에 있어야 해서 확인을 지속적으로 한다든지 등 때로는 종교 의식처럼 보일 수도 있는 행동을 하는 것을 말한다.

강박증은 성인들이나 초등학교 고학년 이상의 청소년만 가지고 있는 질환이라고 생각하기 쉽지만, 최근 연구에 따르면 만 4세 이상의 아이들에게도 심심치 않게 발견된다. 미국의 통계를 보면 200명 중에 한 명꼴로 아이들과 청소년들이 이 강박증에 시달리고 있다고 한다. 아이들이 갖고 있는 가장 많은 강박 사고들로는 오염 강박 사고, 공격 강박 사고, 재난 강박 사고가 있었으며, 4분의 3 이상의 아이들은 한 개 이상의 강박 사고 증상을 갖고 있었다고 한다. 강박 행동 중에서는 손 씻기, 순서 확인하기, 반복 행동하기 등이 많이 나타난다고 보고되고 있다.

소아 강박증 환자 중 30% 이상이 틱과 공존한다는 보고도 있으며, 실제로 임상에서 역시 틱 증상을 주소로 병원이나 한의원에 방문하였다가 상담 등을 통해 강박증이 확인되는 경우가 심심치 않게 나타나기도 한다. 원인적 측면에서도, 뇌 영상을 확인하였을 때 특히 소아 강박증은 틱과 관련이 높은 기저핵의 문제가 더욱 일관되게 보고되며, 도파민 신경계의 이상이 성인에 비해 더욱 분명한 경우가 많다.

아이들의 강박증은 증상 면에서 볼 때 성인들의 강박 장애와 비슷하지만, 성인들과는 대비되는 점이 있다. 보통 성인들에게서 나타나는 강박증에는 우울증이 동반되기 쉽다. 하지만 강박증이 있는 아이들에게는 우울증 증상이 거의 나타나지 않는다. 또한 연구 결과에 따르면 남자보다는 여자아이에게서 강박증이 더 많이 발생한다고 한다.

이렇듯, 강박증은 성인뿐 아니라 어린 아이들에게도 생길 수 있으므로 부모들은 아이들의 행동이나 말하는 것을 무심코 넘기지 말고, 잘 관찰할 필요가 있다.

3. 불안장애

아이들의 틱장애가 만성화되어 악화된 상황이 장기화될 경우 정서적인 문제가 생길 수 있다. 안 하고 싶어도 스스로 제어할 수 없는 증상은 다양한 문제를 만든다. 학교나 학원 수업 시간에 눈에 띄는 동작이나 이상한 소리로 인해 시선이 집중되고 수업에 방해가 될 수 있다. 눈 깜빡임으로 시야 확보에 방해를 받거나 신체 일부의 무의미한 움직임이 신체에 다양한 영향을 줄 수도 있다. 이런 상황이 장기화된다면 아이는 정서적인 문제가 생겨 우울증, 불안장애가 동반되기도 한다.

불안장애는 '공황장애', '광장공포증', '특정공포증', '사회불안장애', '범불안장애' 등의 질환을 포함하여 굉장히 다양한 모습으로 나타난다. 특정 상황이나 조건에 영향을 받을 수도 0있고, 나타나는 증상 또한 다양하다. 불안은 새로운 상황이나 환경에 적응하기 위한 자연스러운 생체 반응이지만 과도할 경우 일상에 고통이 따르게 된다. 동반되는 증상으로는 가슴 두근거림, 답답함, 한숨, 두통, 근육 경직, 떨림, 상열감, 식은땀, 소화 불량, 식욕 저하, 불면증 등이 있으며, 이는 자율 신경의 조절 기능과도 연관된다. 자율 신경은 긴장, 불안, 스트레스 상황에서 항진되는 교감 신경과 안정되고 편안한 상태에서 항진되는 부교감 신경으로 구성되어 한쪽이 항진되면 한쪽이 저하되는 길항작용을 한다. 불안으로 인해 항진된 교감 신경의 작용으로 가슴 두근거림, 답답함, 근육 경직, 떨림, 두통, 소화 불량, 불면 등의 증상이 나타나게 되는 것이다. 불안장애의 범주에는 다양한 질환들이 있는데, 각 질환마다 조건들이 다르지만 발현되는 증상들은 자율 신경계의 문제와 비슷한 점이 많다.

공포는 불안을 바탕으로 하여 나타나지만 불안과 공포는 뚜렷하게 구분되는 점이 있다. 불안은 대상이 없지만, 공포는 특정한 대상이 있다. 불안은 실체가 없어 막연히, 왠지 그럴지도 모르겠다는 감정인 반면, 공포는 산에서 호랑이를 만난다거나 차가 돌진해 온다거나 하는 등 특정한 대상이 있는 감정이다.

장기간 틱장애를 가진 아이는 증상을 제어할 수 없는 상황이 지속되면서 예민하고 긴장도가 높아질 가능성이 커진다. 또한 실질적으로 다가오는 공포가 아니라, 타인이 나를 좋지 않은 시선으로 바라볼지도 모른다는 막연한 불안으로 이어질 수도 있다. 불안을 느끼고 그에 따른 신체 증상이 나타나기도 하며, 불안장애 중 사회불안장애, 범불안장애와 연관될 가능성도 있다는 점을 염두에 두어야 한다.

사회불안장애는 타인의 시선을 의식하고 불안해지는 질환이다. 어렸을 적 틱 증상 때문에 수치심을 느낀 경험, 또는 그럴지도 모른다는 걱정이 트라우마가 되어 성인이 되어서도 사람을 대할 때 공포를 느끼게 만드는 것이다. 때문에 틱장애 아동 중 일부는 인격 형성에 지장을 받게 되고 사회불안장애처럼 사회적 상황에 노출되는 것을 두려워하는 질환으로 이어질 가능성이 있다.

범불안장애는 아무런 이유 없이 막연한 두려움을 느끼는 질환이다. 장기화된 틱 증상으로 지속되는 스트레스는 아이를 과긴장 상태로 만들 수 있다. 이는 교감 신경의 과항진으로 인한 자율 신경계의 불균형을 일으키고 불안감과 그에 따른 증상이 동반될 수 있다.[19]

---

19) 『최신 정신 의학』 제6판, 대표 저자 민성길

4. 사회불안장애(사회공포증)

틱장애는 앞서 말한 불안장애 가운데서도 특히 사회불안장애와 상당히 밀접하다. 사회공포증은 대중 앞에서 당황하거나 우스꽝스러워 보일 수 있는 불안 반응을 경험한 후, 다양한 사회적 상황을 회피하게 되고 이로 인해 사회적 기능이 저하되는 정신과적 질환이다. 틱장애는 증상의 종류와 그 경중에 따라 이러한 사회공포증을 동반하기도 한다.

사회공포증을 가진 사람들은 다양한 사회적 상황에서 창피를 당하거나 난처해지는 것에 대한 강한 두려움을 가지는데, 예를 들면 많은 사람 앞에서 발표를 한다거나, 횡단보도 반대편에서 다가오는 많은 사람들의 시선을 느끼게 된다거나, 글씨를 쓰는 모습을 타인이 보고 있다는 사실에 긴장과 불안이 유발된다.

이런 상황에서 사회공포증을 동반한 틱장애 아이들은 가슴이 두근거리고, 얼굴이 붉어지며, 몸과 얼굴이 경직되고, 목소리가 갈라지고 떨리거나 얼굴 위로 열이 오르고, 땀이 난다든지 하는 증상을 경험하게 되고, 자신의 불안정한 증상을 타인이 눈치챌까 봐 두려운 감각으로 이어져 일부에게서는 공황 발작과 비슷한 불안 증상까지 나타나기도 한다.

사회공포증 역시 다른 정신 질환처럼 환경적 요인과 유전적 요인 간의 복잡한 상호 작용을 통해 발생하는 것으로 여겨지는데, 감정과 기분을 조절하는 '세로토닌'과 같은 신경 전달 물질의 불균형이 발생되었거나, 신경 전달 시스템이 지나치게 예민해진 것을 원인으로 추측하고 있다. 일부 연구에서는 뇌의 영역 중 편도체(amygdala)가 공포 반응에 관련됨을 보고하였는데, 예민하게 반응하는 편도체를 가진 사람에게서 사회공포증을 일으키는 과장된 공포 반응이 나타날 수 있음을 추론할 수 있다. 특히나 틱장애 환자들은 이러한 편도체가 극도로 예민한 경우가 많다고 알려져 있다.

불특정한 대중들 앞에서 발현되는 틱 증상은, 때로는 강한 위화감을 조성하게 되고, 대중들로부터 받게 되는 부정적인 반응은 결국 사회공포증으로 이어지기 쉽다. 일반적인 사회공포증의 경우 특정 상황에서 강하게 유발되기에 그 상황을 회피함으로써 일시적으로 공포로부터 벗어나기도 하지만, 틱 증상의 발현은 생활 속에서 불수의적으로, 지속적으로 나타나는 경우가 많기 때문에 틱으로 발현되는 사회공포증은 상황 회피가 어렵다는 고충이 있다. 그렇기에 틱 증상에 대한 주변인들의 이해와 배려가 필요하다.

5. 소아 우울증

현대의 소아, 청소년들은 학교에서, 학원에서, 집에서 무한 경쟁 체제에 무방비로 노출되어 있다. 마음의 안정과 평온함을 느낄 시간이나 공간적 여건이 부족하고 개개인이 느끼는 고독감은 증폭되는 환경이라 스스로 움츠러들게 되고 어린 나이에 우울증 등 정신과 질환을 겪는 경우가 늘어나고 있다.

우울증의 원인을 단일 원인으로 규정하기는 힘들지만, 크게 외부 환경적인 요인이 문제가 되느냐, 아니면 타고난 기질이나 성장 과정 중에 형성된 성격의 취약성이 문제가 되느냐에 따라 외인성과 내인성으로 나뉜다. 외인성 우울의 가장 흔한 원인은 부모나 가깝게 지냈던 주변 사람들과의 이별이나 죽음 등으로 인한 것이고, 내인성 우울에서는 또래나 부모와의 관계 형성에 있어서 좌절을 경험한 후 부정적으로 변하거나 위축되어 자신감이 떨어지는 경우, 통제가 지나쳐 규율에 집착하는 경우가 많다. 특히, 출산 전후 여성들의 우울증이 사회 문제가 되고 있는데, 아이와 많은 시간을 보내는 엄마가 우울증에 걸려 있을 경우, 아이들은 엄마의 사랑과 보호 속에서 자라나지 못하고 소아 우울증에 걸릴 가능성도 높아지게 된다.

소아 우울증은 성인의 우울증과는 여러 가지 면에서 차이를 보이게 된다. 소아, 청소년의 경우는 상황에 대한 인지, 문제 상황 파악과 해결 방향 모색, 감정의 안정화 등이 미숙하기 때문에 허무감, 절망감, 죄책감, 흥미 상실 같은 성인들이 보이는 전형적인 우울증 증세와는 다른 형태로 나타나게 된다. 소아들은 자신의 감정을 언어로 표현하는 것에 익숙하지 않기 때문에 성인에게서 나타나는 감정 증상보다는 신체 증상이나 행동 변화로 표출되는 경우가 많다. 식욕 부진, 복통, 구토, 체중의 갑작스런 감소 및 증가, 두통, 수면 장애, 야뇨, ADHD나 틱장애 등의 신체 증상이나 반항, 짜증, 타인이나 사회에 대한 공격적인 행동, 등교 거부 등의 행동 변화 등으로 나타나기 쉽다. 청소년기에는 입시에 대한 부담감, 가치관과 자아 정체성의 혼란 등으로 정서적 혼란에 빠지기 쉽다. 이 시기의 우울증은 우울감을 호소하는 것보다는 주변인에 대한 짜증, 학업에 대한 흥미 저하, 자신감 저하, 자포자기의 사고방식, 음주, 약물 중독, 가출, 성적 문란 등의 문제 행동을 보이게 된다. 특히나 충동성은 증가하지만 이를 통제할 수 있는 제어력과 정신적 성숙이 뒷받침되지 않기 때문에 쉽게 폭발하여 자해나 자살, 타인에 대한 폭력이 일어날 수 있다. 이 때문에 흔히들 소아 우울증을 '가면성 우울증'이라고 한다. 겉으로 보아서는 쉽게 아이의 감정을 파악하기가 힘들고 아이와 충분히 대화한 후에야 비로소 아이의 진짜 감정을 파악할 수 있다. 주위에서 소아에게 관심을 가지고 세밀하게 관찰하여야 소아의 우울증 여부를 조기에 발견하여 치료에 들어갈 수 있다.

6. 비염

비염이란 코 막힘, 콧물, 재채기가 주된 증상이 호흡기 질환이다. 비강의 점막은 외부의 이물질이 내부로 침범하지 않도록 하는 역할을 하는데, 이러한 비강 점막 기능의 비정상으로 묽은 점액이 다량 분비되어 나타나는 증상을 말한다. 비염은 크게 만성 비염, 알레르기성 비염, 비후성 비염으로 나뉜다. 알레르기성 비염은 가려움증과 코 막힘을 동반하며 대부분 재채기와 맑은 콧물의 양상을 띤다. 비후성 비염은 비강 점막이 두꺼워져서 발생하는 비염으로 냄새를 잘 맡지 못하거나 콧물이 흐르거나 코가 막히는 현상이 나타난다. 또한 목 뒤로 콧물이 넘어가는 '후비루' 때문에 목의 이물감, 간질간질한 느낌, 기침 등의 증상을 동반하기도 한다. 머리의 몽롱함이나 두통을 호소하기도 하며, 두뇌로 산소가 충분히 공급되지 않아 인체 기능의 저하를 야기하고, 짜증, 예민함 등 신경학적 변화와 틱 증상을 증악시키기도 한다.

비염이 있는 경우 이를 틱 증상으로 오인하기도 한다. 비염으로 인해 코 막힘이 생기면서 호흡이 불편해지고 비강 내의 이물감을 느끼면서 코를 찡긋거리거나, 비강이 건조해져 코나 눈 주위를 움찔거린다거나 찡긋거리고, 눈이 가려워 눈을 자주 비비거나 깜빡거리는 등 틱과 유사한 모습을 보이기 때문이다. 따라서 틱 증상과 비염 증상은 잘 감별해야 하며, 틱 치료에 있어서도 비염 상황을 고려해야 한다.

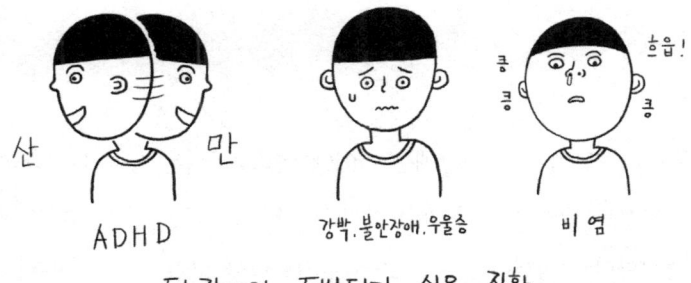

틱 장애와 동반되기 쉬운 질환

성인 틱장애도
있을까?

결론부터 말하자면, 틱장애는 아이에게만 나타나는 것은 아니다. 내원하는 환자들 중에는 두 살짜리 아이부터 50대 성인까지 다양하다. 취업을 준비하던 수험생이 과도한 스트레스를 받아 어릴 적 사라진 틱 증상이 갑작스럽게 다시 발현하거나, 또는 직장 생활 중에 과도한 업무로 인해 스트레스와 피로가 누적되어 틱이 발현되어 내원하는 경우가 적지 않다.

이처럼 성인에게서 나타나는 틱장애는 어렸을 때 증상이 시작되어 없어졌는데 다시 재발하는 경우, 어릴 적부터 성인기까지 계속 이어지는 경우, 흔치는 않지만 성인기에 처음으로 틱 증상이 생기는 경우 등이 있다.

틱장애는 일정 조건이 만족되면 자연 소실을 기대해 볼 수도 있는 질환이다. 우선 나이가 중요하다. 7세 전후로 발생하는 틱장애는 예후가 좋은 편이다. 또한 증상이 얼굴에만 머물러 눈 깜빡임, 눈 치켜뜨기, 눈동자 굴리기, 코 찡긋하기, 얼굴 찡그리기, 입술 내밀기, 인중 늘리기, 입 벌리기, 입꼬리 올리기 등의 증상만 나타나야 한다. 얼굴을 벗어나 고개를 까딱하거나 좌우로 흔들고, 뒤로 젖히기, 어깨 으쓱, 팔에 힘주기, 다리에 힘주기, 배 꿀렁하기, 허리 펴기 등의 증상은 나타나지 않아야 한다. 복합근육틱으로 진행되어 제자리 뛰기, 빙글빙글 돌기, 자기 몸 때리기, 뒤꿈치 들고 걷기 등은 그보다 좋지 않다고 볼 수 있다. 음성틱은 주로 근육틱이 선행된 후에 나타나는데, 음성틱과 근육틱이 동시에 나타난다면 예후가 좋지 않아 가능한 빠른 시기에 치료를 시작하는 것이 필요하다. 또한, 위의 조건을 만족하더라도 증상의 강도가 매우 심해 눈에 띄고, 주변의 시선이 집중된다면 치료를 고려해야 한다.

틱장애가 장기화될수록 완치율은 낮아지며 치료를 하더라도 후유증이 남을 수 있다. 성인이 되어서도 스트레스나 피로, 과도한 모니터 노출에 의해 증상이 증악되기도 한다. 드물게 성인이 되어 틱 증상이 처음 발현됐다고 내원하는 케이스가 있다. 이런 경우에는 어렸을 때 틱을 인지하지 못하고 지나갔을 가능성이 높다. 소아 전체의 10-20%가 틱 증상을 경험할 만큼 틱은 흔한 질환이지만, 처음 발현될 때 주로 눈 깜빡임으로 시작되기 때문에 눈 알레르기나, 결막염, 비염이나 그 밖의 요인으로 인한 가려움 정도로 치부하고 넘어가기 쉽기 때문이다. 또한 틱 증상이 얼굴에서만 약하게 있는 경우, 자연 소실도 가능하기 때문에 틱이 있었는지 본인도, 가족도 모르고 지나친 경우가 많다.

아이들의 두뇌는 성장과 발달을 거듭하여 만 15세 즈음에 성인 수준으로 성장이 완료된다. 그래서 성장을 마치기 전에 두뇌의 불균형을 개선해 민감도를 낮춰서 성인 틱장애로 발전하지 않도록 해야 한다.

성인 틱장애는 치료에 있어 여러모로 제약이 많다. 화면에 대한 과도

한 노출은 두뇌 흥분도를 높여 틱장애 증상을 발현, 악화시킬 수 있는데, 현대의 업무 환경상 컴퓨터와 관련된 것들이 많기 때문에 성인 틱장애를 치료하는 입장에서 아쉬울 수밖에 없다. 과도한 시청각 매체로 인한 두뇌 신경계의 자극이 증상 개선을 더디게 만들지만 직장을 그만둘 수도 없기 때문이다. 때문에 틱증상이 있는 성인이라면 되도록 업무 시간 외에는 스마트폰이나 컴퓨터, TV 노출을 자제하는 것이 필요하다.

임상에서 틱장애 진단을 내리기까지

틱장애 진단을 내릴 때 고려되어야 하는 상황들은 굉장히 많다. 먼저 유발 원인으로 작용할 수 있는 가족력은 없는지, 출생 당시 어떤 문제는 없었는지, 최근 이사나 거주 환경의 변화가 있지는 않았는지, 입학 등 환경적인 변화는 없었는지, 또래 친구들과의 관계는 어떠한지, 선생님과의 관계는 어떤지, 양육자의 양육 태도는 너무 엄격하지는 않은지, 어릴 때 분리 불안을 가지고 있었거나, 현재도 그러하지는 않은지 등은 첫 진료 시 놓치지 말아야 할 요소들이다.

또한 틱 증상은 증상이 심했다가, 소강기가 나타나기도 하고, 또 점점 나빠지면서 새로운 증상이 나타나기도 하는 등 주기적으로 반복되는 모습을 보인다. 증상이 나타날 때도 주로 혼자 있는 시간, 저녁 시간, 잠들기 직전에 심해지는 양상을 보인다. 문진 시 이러한 경향을 가지고 있는지, 긴장하거나 스트레스를 받거나, 혹은 너무 좋아서 흥분될 때 증상이 올라가지는 않는지 체크해보아야 한다.

진료를 받으러 오는 아이들의 상당수는 본인이 틱을 한다는 것을 아는 경우가 많다. 그래서 첫 면담 시 아이는 평소보다 더 긴장을 하게 되고, 나타나던 틱 증상을 억누르려고 하는 경향을 보인다. 평상시에 어떠한 틱 증상이 나타나는지, 문진 중에도 유심히 관찰하여야 하며, 집에서는 어떤 틱 증상이 관찰되는지도 부모 면담을 통해 파악해야 한다. 틱과 같은 근육 운동 질환에 속하는 무도병, 간대성 근 경련, 근 긴장 이상 등과 구별하는 포인트가 바로 억제 가능 여부이기 때문이다.

다른 동반 질환의 유무에 대해서도 체크해야 한다. 틱이 있는 아이들의 30-40%가 ADHD나 강박증, 불안장애를 가지고 있을 가능성이 높기 때문이다. 또 ADHD 치료약인 '스트라테라'나 '메타데이트', '콘서타' 복용 중 틱 유발 가능성이 있는 것으로 보고되고 있기 때문에, 이에 대한 부분도 함께 체크해야 한다.

여기에 틱으로 놀림을 받고 있지는 않은지, 틱으로 얼마나 힘들어하는지, 틱 증상이 나타났을 때 아이는 어떻게 대응하고 있는지, 틱으로 인해 자기 비하를 하거나 자존감이 떨어져 있지는 않은지 등도 면밀히 점검해야 한다.

틱 진단 평가로 많이 활용되는 평가 척도에는 MOVES(The Motor Tic, Obsessions and Compulsions, Vocal Tic Evaluation Survey)와 예일 틱 척도 YGTSS(The Yale Global Tic Severity Scale)가 있는데 예일 틱 척도는 숙련된 임상가가 다양한 정보원과의 반구조화된 면담 후에 작성할 수 있도록 되어 있어, 자가 평가와 직접 관찰의 장점을 모두 살릴 수 있어서 활용도가 높은 편이다. 또한 아이들의 문제 행동을 평가하기 위해 아동 청소년 행동 평가 척도(K-CBCL)를 병행한다.

심리 검사로는 풀 배터리 검사(종합 심리 검사)를 많이 사용하는데, 지능, 정서 및 성격, 현재의 심리 상태를 웩슬러 지능 검사(K-WISC), 다면적 인성 검사(MMPI), 벤더 도형 검사(BGT), 문장 완성 검사(SCT), 주제 통각 검사(TAT), 로샤 검사(Rorschach), 집-나무-사람 그림 검사(HTP), 가족 동화 검사(KFD) 등 8가지 검사를 통해 평가한다.

웩슬러 지능 검사(K-WISC)는 지능과 전체적인 인지 기능의 발달 정도를 점검하는 검사이며, 다면적 인성 검사(MMPI)는 현재의 정서 상황, 스트레스와 반응도를 점검하는 검사이고, 벤더 도형 검사(BGT)는 인지 발달 수준과 기능을 파악하는 검사이다.

문장 완성 검사(SCT)는 미완성된 문장을 완성하는 검사로 아이의 생각, 행동, 정서를 유추할 수 있다.

주제 통각 검사(TAT)는 31장의 그림 카드로 대인 관계, 주변인과의 상호 관계를 확인할 수 있으며, 로샤 검사(Rorschach)는 10장의 잉크 반점으로 이루어진 투사 검사인데 아이의 사고방식, 심리적 욕구, 불안과 갈등, 문제 해결 방식 등을 체크할 수 있다.

집-나무-사람 그림 검사(HTP)는 외부 환경에 반응하는 심리적인 특징, 타인과의 상호 작용을 파악할 수 있으며, 가족 동화 검사(KFD)는 가족 내에서 느끼는 심리와 정서, 유대 관계를 점검할 수 있다.

여기에 종합 주의력 검사(CAT)와 지능 발달 검사(Raven Progressive Matrices, RPM), 학습 능력 검사, 뇌파 검사 등도 임상에서 함께 이루어진다.

왜 틱장애를 치료해야 하는가

1. 틱 증상으로 인해 일상생활에 방해가 된다

틱장애를 평가하는 설문 검사 중에 '예일 틱 증상 평가 척도'가 많이 활용된다. 이 설문 검사의 항목 중에는 일상생활에 얼마만큼 방해가 되는지에 대한 질문이 들어있다. 틱 증상이 있어도 가벼운 정도로 평소 생활에는 아무런 지장이 없는 경우도 있고 일상생활을 정상적으로 하지 못할 정도로 심한 경우도 있다. 운동틱 중에 큰 근육을 침범해 몸 전체가 반으로 접힐 정도의 증상이 나타나는 경우도 있다. 특히나 음성틱은 상황에 관계없이 나타나는 소리로 인해 일상생활에 불편을 겪게 된다. 욕설틱이나 외설적 단어를 말하는 틱으로 인해 정상적인 사회생활을 하지 못하는 경우도 있다. 이렇듯 일상생활에 방해 정도가 심할수록 틱 치료의 필요성을 많이 느낀다.

2. 틱 증상이 나타나는 해당 근육에 긴장이나 통증이 생긴다

틱 증상이 자주 일어나는 근육은 쉽게 긴장이 되고 통증까지 나타날 수 있다. 긴장된 근육은 다시 틱을 악화시키기도 한다. 특히나 고개를 끄덕이는 틱이나 배와 팔다리에 힘을 주는 틱 증상은 해당 근육에 통증을 유발하기 쉽다. 침 치료, 추나 치료, 약침 치료 등으로 통증을 경감시키고 긴장된 근육을 이완시켜주는 것이 틱의 치료에 도움이 된다.

3. 심리적으로 위축되어 동반 질환이 생기기 쉽다

틱장애는 ADHD, 강박증, 불안증 등의 다른 신경정신과 질환과 연관이 많은 것으로 알려져 있으며, 종종 두세 가지 질환이 동반되어 나타나는 경우도 있다. 틱 증상으로 인해 주변에서 놀림의 대상이 되거나, 관심의 대상이 되는 경우에 타인의 시선을 지나치게 의식하는 등 심리적으로 위축되기 쉽다. 이로 인해 정상적인 사회화 과정에 방해를 받고 자신감이 결여되거나 자존감이 떨어지기도 한다. 게다가 불안감이나 긴장감이 증폭되어 불안증의 일종인 대인기피증, 사회공포증 등 2차적인 신경정신과 질환이 유발될 수 있다.

4. 학업이나 교우 관계에 방해가 될 수 있다

특히나 수업 시간에 음성틱이 제어가 되지 않는 경우에 본인의 학업뿐만 아니라 다른 아이들의 학업에도 방해가 될 수 있다.

5. 성인 틱으로 이어질 수 있다

가벼운 틱장애의 경우에는 자연스럽게 없어지는 경우도 있다. 하지만 틱 증상이 심한 경우에 제때 틱장애를 치료하지 않고 방치한다면 만성 틱장애가 되어 성인기로 이어져 후유증을 남길 수 있다.

틱장애 치료 방법

틱장애 치료 방법에는 어떤 것들이 있나?

틱장애 치료는 틱과 연관된 신체적 정신적 불편함을 개선하고 정상적인 일상생활을 하도록 자극에 대한 수용성과 제어력을 함양하는 데 목표가 있다. 따라서 틱 증상의 개선과 치료만이 아니라 치료 후에도 재발하지 않는 안정적 상황의 지속이 중요하다. 그렇기에 여러 검사를 바탕으로 보다 정확한 진단을 하고, 두뇌 기능상의 원인을 찾아서 한약 처방과 감각 통합 훈련, 생기능 자기 조절 훈련, 운동 치료, 심리 치료, 미술 치료, 음악 치료 등의 적극적인 치료를 시행하고 증상의 억제와 더불어 두뇌 되먹임 과정 속에서 나타나는 두뇌 기능상의 불균형과 과민성을 개선하여 보다 안정적인 상황이 지속될 수 있도록 해야 한다.

1. 한약 요법

한의학에서는 인체와 정신을 분리할 수 없는 유기체적 존재 개념으로 바라보며, 질병이 만들어내는 눈에 보이는 증상만이 아니라, 그 증상을 만들어내는 원인, 정신적 상황을 포함한 원인을 찾아서 치료에 들어간다. 틱장애, ADHD, 불면, 우울증, 강박증, 공황장애, 불안증 역시 인체 기능과 정신적인 상황을 유발하는 뇌 기능상의 문제가 맞물려 정상적인 조절이 이루어지지 않는 것이다. 육체적 문제가 정신적 상황을 유발하고, 이 정신적 상황이 다시 육체적 문제를 악화시키는 악순환의 연결 고리가 형성되어 있을 때, 원인과 증상, 변증에 맞는 처방으로 기능적 회복을 도모한다.

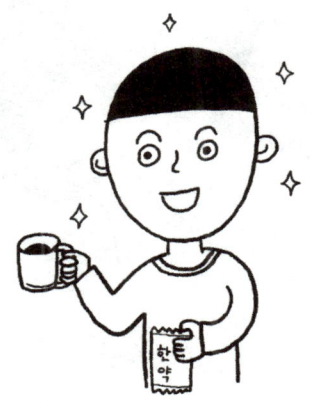

2. 생기능 자기 조절 훈련

NASA 우주비행사의 집중력 훈련에 이용되기 시작한 생기능 자기 조절 훈련은 시각적, 청각적 보상을 통해 잘못된 뇌 사용 방법을 자각시켜 주고 두뇌의 신경학적 활동을 강화시켜 새로운 건강한 뇌 기능을 만들도록 유도하는 시스템으로, 자신의 뇌 활성 정보를 직접 눈으로 보고 소리를 들으면서 스스로 조절하여 뇌 신경 네트워크를 발달시키는 뇌 훈련 기술이다. 의료 분야, 심리 치료 분야, 집중력과 스트레스 치유 분야 등에서 다양하게 활용되고 있으며, 집중력, 기억력, 신체 조절 능력, 정서 안정 능력 등 다양한 심신의 능력을 향상시켜 자신의 두뇌의 기능을 향상시키고, 잠재력을 최대한 이끌어내려는 목적으로 활용한다.

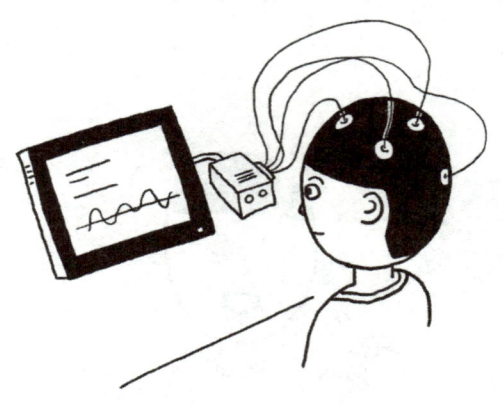

3. 감각 통합 훈련

두뇌는 뉴런과 신경교세포가 연결되어 구성되는데, 외부 환경과 자극에 의해 성장과 재조직화가 일어나고 신경회로망이 변화한다. 이를 신경가소성이라고 한다.[20]

감각 통합 훈련은 시각적 자극과 청각적 자극에 따라 반응을 유도하

---

20) 방큰별(Keun-byul Bang), 김상범(Sang-bum Kim), 2021, 「Interactive Metronome 훈련 원리의 신경생리학적 기전과 적용」, 한국스포츠심리학회지, 32(2): 147-165

는 정보 처리 훈련으로, 이러한 신경 가소성의 원리를 이용하여 뉴런과 신경교세포들 간의 뇌신경망의 연결성을 확장하고 효율적인 신경전달체계를 강화하여 감각 기능, 운동 기능과 인지 기능을 향상시킨다. 집중력이나 운동 계획, 조직화와 문제 해결의 순차적 처리 등에 문제가 있는 학습장애, 인지기능장애, 발달장애, ADHD, 틱장애, 뇌 질환에 활용된다.

4. 약침 요법

약침 요법은 한약재를 정제 추출한 약침액을 질환과 관련된 경혈과 체표의 양성 반응점에 주입하는 방법으로, 침의 지속적인 자극 효과와 약물의 치료 효능을 이용해 생체의 기능을 조절하고 병리 상태를 개선시켜 주는 신침 요법이다. 팔강 약침, 경락 약침, 체질 약침, 면역 약침, 자하거 약침, 봉독 약침 등이 있으며, 이러한 약침 요법은 유럽에서는 동종 요법이라는 이름으로 사용되고 있다. 경락 조직에 윤제나 기제를 주입하여 그 균형을 조절하며, 이를 통해 신체적-정신적 균형 상태로 회복시키고 유지하게 돕는다.

5. 두개 천골 요법

두개 천골 요법은 추나 요법의 일종으로 두개골과 척추, 천골을 중심으로 중추 신경계와 말초 신경계의 균형을 맞추는 교정법이다.

인체의 뇌는 대뇌와 소뇌, 뇌간으로 이루어져 있으며, 척수를 포함하여 중추 신경계라 부른다. 여기에 12개의 뇌신경과 31쌍의 척수 신경, 자율 신경을 합친 말초 신경계가 있다. 이들 중추 신경계와 말초 신경계의 균형이 잘 이루어져 있을 때 유기적인 활동이 가능하며, 정신적으로나 육체적으로 건강한 상태가 유지된다. 특히 ADHD나 틱장애, 우울증, 불면증, 신경과민, 강박증, 공황장애 등과 같은 질환의 대부분이 뇌 기능상의 문제로 인해 촉발되는데, 이러한 뇌 기능상의 이상 중 상부 경추의 문제로 인해 발생하는 경우에 응용한다. 두개 천골 운동의 대칭성과 속도 등을 체크하고, 근막 움직임과 근육 활동을 살펴 긴장도를 완화시켜 주도록 하며, 경추의 배열 상황과 주변 근육들의 긴장도를 살펴 이를 풀어준다.

6. 정신과 양약

소아 정신과에서 처방하는 대표적인 틱 치료 약물은 중추 신경과 자율 신경의 작용을 강력하게 억제하여 흥분, 환상, 망상, 불안, 긴장 등 정신 증상을 진정시키는 작용을 하는 도파민 길항제와 항우울제, 항불안제, 항경련제, 선택적 세로토닌 재흡수 억제제 등을 이용해 순간적으로 증상을 차단하고 억제하여 일상생활을 할 수 있게 도와준다.

7. 인지 행동 치료(CBT: Cognitive-Behavioral Therapies)

아론 벡(Aron Beck)이 창시한 이론으로, 잘못된 인지와 신념을 교정하고 수정하는 심리 치료 기법이다. 환자가 호소하는 정신 문제 자체를 해결하는 데 주안점을 둔다. 인지가 정서와 행동을 중재할 수 있으며, 인지 활동은 모니터링 가능하고, 변화 가능하며, 인지의 변화를 통해 문제 행동과 부정적인 정서를 변화시킬 수 있다는 것을 전제로 한다. 예를 들어 어떤 일을 시작하기 전에 '나는 못한다', '해 봐야 되지도 않는다'라는 식으로 상황을 비관적으로 보는 사람들이 있다. 이 경우 그 부정적 사고의 원인을 파악하고 자신이 가진 역량을 잘 발휘할 수 있도록 돕는 것이 인지 행동 치료이다.

8. 습관 반전(HRT: Habit Reversal Training)

틱 증상이 나타나기 전에 하지 않으면 안 될 것 같은 강렬한 전조 충동을 느낀다. 습관 반전 훈련은 인지 행동 치료의 한 부분으로 바로 이 전조 충동을 조절하는 데 목표가 있는 것으로 틱을 할 것 같다는 느낌이 들 때 틱 행동과 반대 활동으로 대체하는 것을 말한다. 그래서 습관 반전을 효과적으로 하기 위해서는 자신의 틱 증상이 언제 나타나는지, 어떠한 장소에서 나타나는지, 어떤 자극에 의해 더 잘 나타나는지 등을 알고 있어야 한다. 그래서 이에 대한 인지가 가능하고 생활 관리가 가능한 초등 고학년 이상의 아이와 성인들에게 시도해 봄직하다.

9. 한의 정신 심리 요법

이정변기요법(移情變氣療法)

상담을 통해 칠정(七情)의 변화를 유도하여 환자의 정서 상황을 바꾸고, 의식을 변화시켜 병리적 상태를 조절하고 치료하는 치료법이다. 정(精)을 이동시키고 기(氣)를 변화시켜 신(神)을 치료하는 것으로 정기(正氣)를 상하지 않게 하고 병의 원인을 찾아 대화로 환자의 기분을 전환시키는 것을 말한다.

지언고론요법(至言高論療法)

대화와 설득으로 보증(保證), 설득(說得), 재교육(再敎育)의 과정에서 상대를 안정시키고 건강한 본인의 모습을 회복할 수 있다는 용기를 주는 한방 정신 요법으로, 지지적 정신 요법과 유사하다. 환자에 대한 배려와 관심, 공감 능력, 지극히 당연한 말과 높은 식견인 지언고론(至言高論)을 바탕으로 대화를 통해 환자의 상념과 걱정, 불안을 없애고 질병을 이겨내려는 의지를 북돋우며 왜곡된 의식과 망상을 변화시킴으로써 병을 치료하는 것을 목표로 한다.

경자평지요법(驚者平之療法)

놀라고 두려워하는 것에 대해 약한 자극으로부터 시작해 점차 강한 자극을 가해 익숙해지게 함으로써 불안해하는 증상을 치료하는 심리 요법으로, 과도하게 기뻐하거나 분노하는 증상에 응용하는 방법으로 조그마한 자극에 노출시켜 적응을 시키면서 점점 큰 자극에 노출되었을 때도 이겨낼 수 있게 돕는 탈감작요법과 유사하다.

오지상승요법(五志相勝療法)

오행설의 상생 상극 이론을 응용한 심리 치료 요법으로 노승사(怒勝思), 사승공(思勝恐), 공승희(恐勝喜), 희승비우(喜勝悲憂), 비승노(悲勝怒) 등이 있다. 환자에게 나타나는 감정에 따라 그 감정을 이겨내는 다른 감정으로 변화시켜 정신적인 문제를 이겨내도록 도와 치료하는 방법이다.

틱장애의 한의학적 치료 원리

한의학에서의 틱장애 치료 원리는 두뇌 기능의 불균형 개선으로 민감도를 낮추는 데 있다. 이를 위해서 한약을 치료의 기본으로 하여 침 치료, 약침 치료, 전침 요법, 매선 요법, 두뇌 훈련, 생기능 자기 조절 훈련, 감각 통합 훈련, CST 경추 추나 요법 등이 선택적으로 병행된다.

틱은 재발이 쉬운 질환이다. 한의학 치료는 두뇌의 불균형 상태를 균형에 가깝게 하여 스스로 제어할 수 있는 힘을 기르는 것이기 때문에 치료가 종결된 후에도 쉽게 재발하지 않는 장점이 있다. 학업이나 환경 변화, 가족, 친구 같은 주변인들 사이에서 스트레스가 심할 경우, 피로도가 높을 경우, 모니터 노출이 과도한 경우 다시 증상을 보이는 케이스도 있지만, 스트레스 요인을 멀리하고 모니터 노출 등의 생활 관리를 해준다면 개선된 두뇌 기능으로 인해 치료 없이도 증상이 사라지게 된다.

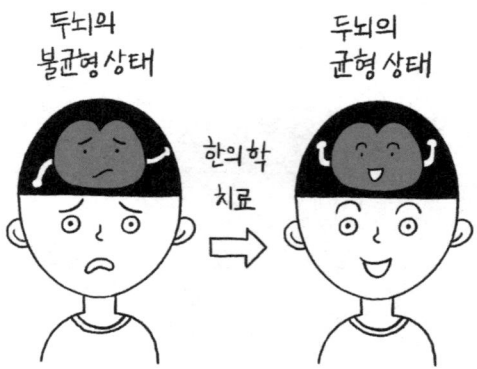

　한약은 환자의 두뇌 기능 개선은 물론 신체 전반의 밸런스를 맞추는 치료이기 때문에 틱 증상 외에 의도하지 않았던 다른 부분이 좋아지기도 한다. 예민하고 공격적이던 아이가 차분해진다든지 입이 짧았던 아이가 밥이 늘어난다든지 불안도가 높았던 아이의 마음이 편해진다든지 밤에 자주 깨던 아이의 수면의 질이 좋아진다든지 말이다. 사실 이러한 부분도 틱과 연관 지어 생각해볼 수 있다. 민감도가 높아진 두뇌 기능은 아이를 과긴장, 불안 상태로 만들고 교감 신경의 과항진으로 자율 신경의 균형이 무너지면서 식욕 저하, 수면 장애를 유발할 수 있다. 한의학 치료의 원리는 틱 증상 자체보다는 두뇌와 신체 전반의 균형을 맞추는 데 있기 때문에 가능한 얘기다.

　틱은 현대 시대에 와서 갑자기 생긴 병이 아니기 때문에 한의학 서적에는 틱에 대한 내용들이 언급되어 있다. 근척육순, 계, 마목 등으로 표현되고 신체의 열이 과하거나 진액이 부족하여 근육이 늘어지거나 당기는 모습으로 나타나는 증상들을 간양상항(肝陽上亢), 간기울결(肝氣鬱結),

심담허겁(心膽虛怯), 심음허증(心陰虛證) 등으로 변증하고 그에 따른 처방을 하고 있다.

처방에 앞서 문진표 작성과 맥진, 복진, 설진 등의 상담을 통해 어떤 부분이 문제가 되어 틱이 발생했는지 확인한 후 적절한 처방을 선정, 필요한 약재를 가감하고, 침과 약침치료를 위한 혈 자리 선정, 시술하게 된다. 작약은 뭉친 것들을 풀어주는 작용을 한다. 근육에 작용하면 당겨지는 틱 증상들, 예를 들어 눈 깜빡, 턱 당기기, 팔 당기기, 몸 숙이기 등의 증상을 개선하고 심리적 긴장을 풀기도 한다. 대추는 근육을 펴는 동작들, 예를 들어 눈 치켜뜨기, 입 벌리기, 인중 늘리기, 고개 뒤로 젖히기, 팔 펴기, 허리 펴기, 다리 펴기 등에 작용하며 안신(安神)의 작용으로 심리를 편안하게 한다. 지실도 뭉친 것을 푸는 작용을 하는데, 복직근의 결실 등 근육의 뭉친 정도와 형태를 고려해서 사용한다. 계지와 복령은 예민도가 높은 아이들을 완화시키는 작용을 하여 불안하고 심장이 두근거리는 경우 증량하여 사용한다. 그 밖에 스트레스와 긴장을 해소하는 시호, 황련, 향부자 등을 가감하고, 당귀, 천궁으로 심혈을 보하여 혈행을 개선시키게 된다.

코감기와 비염은 틱과 연관된 점이 많다. 코감기와 비염이 심할 경우 얼굴을 찡그리거나 코를 벌렁거리거나 인중을 늘리기도 한다. 답답한 코를 풀어주기 위해 하는 행동인지 틱이 악화된 것인지 구별하기 위해서는 코를 편안하게 해 줘야 한다. 생강과 신이 등을 사용하며, 일시적으로 마황을 소량 사용하기도 한다. 또 코가 불편하면 숨쉬기가 불편해진다. 두뇌는 호흡으로 들어온 산소를 공급받아 활동하는데, 숨쉬기가 불편하다면 두뇌 기능을 개선하는 데 방해가 될 수 있다. 틱장애 치료를 함에 있어서 코는 수시로 체크해야 하는 부분이다.

틱장애 증상이 나타날 경우 정신과와 한의원에서는 어떤 약물을 사용하고 있을까?

소아 정신과에서 처방하는 대표적인 틱 치료 약물로 중추 신경과 자율 신경의 작용을 강력하게 억제하여 흥분, 환상, 망상, 불안, 긴장 등 정신 증상을 진정시키는 작용을 하는 할로페리돌을 첫 번째로 꼽을 수 있다.

할로페리돌은 도파민 길항제로, 노르에피네프린과 도파민 재흡수를 억제하여, 여러 가지 정신 장애 증상(조현병, 조증, 정신병적 장애, 뚜렛증후군)을 억제한다. 하지만 의식이 저하될 수 있으며, 심하면 혼수상태로 발전하거나, 정신 착란, 과흥분, 안절부절못하는 증세가 나타나기도 하며, 근육 떨림, 사경, 눈동자 떨림, 호흡에 지장을 줄 정도의 근육 긴장 이상을 동반하기도 한다.

리스페리돈은 조증 및 조현병(정신 분열증), 파탄적 행동 치료에 광범위하게 사용된다. 중추 신경의 도파민과 세로토닌 수용체를 강력하게 차단하는 항정신병 약으로 세로토닌과 히스타민 계통을 억제시킨다. 부작용이 비교적 적은 2세대 항정신병 약이지만 불수의적 움직임, 대사 이상, 체중 증가 등의 부작용을 겪을 수 있으며, 일부에게서 실신, 발작, 지연성 운동 이상증 등이 보고되고 있다.

클로르프로마진은 도파민 2수용체를 차단함으로써 중추신경계를 억제하여 도파민계 신경의 과도한 활동에 의해 일어나는 혼란이나 흥분 등 양성 증상을 억제한다. 한때 조현병(정신분열증)에 가장 흔하게 사용되었지만, 임상적으로 췌장과 간 손상의 원인으로 작용한다고 알려진 후는 잘 사용되지 않고 있다.

할로페리돌, 리스페리돈, 클로르프로마진 등의 약물은 틱 증상을 억제하지만, 신경 억제 작용으로 인해 생각지 못한 부작용도 발생할 수 있으므로 신중히 접근하는 것이 필요하다.
　이 외에 신경 전달 물질인 세로토닌 작용을 활성화하는 항우울제 SSRI나 GABA의 작용을 높이는 벤조디아제핀계의 항불안제가 사용되는 경우도 있다.

아리피프라졸은 상품명인 아빌리파이로 더 많이 알려져 있는데, 비정형 항정신병제 계열에 속하는 양극성 장애와 조현병(정신 분열증) 치료제이다. 다른 도파민 길항제와는 다르게 도파민 D2 수용체에도 작용하여, 과도하게 분비된 도파민의 농도를 낮춰주는 길항제 역할을 하기도 하며, 도파민이 부족할 때는 도파민의 분비량을 일정하게 분비하도록 제어해, 조현병(정신 분열증)의 양적 증상과 음적 증상, 그리고 뚜렛증후군을 차단하는 데 응용되고 있다.

중추 신경계 전달 물질인 세로토닌을 조절하는 파록세틴, 시탈로프람,

플루옥세틴과 같은 선택적 세로토닌 재흡수 억제제도 활용되는데, 어린이의 경우 이들 약을 투여했을 때 나타나는 반응과 틱에 대한 연구가 부족하여 어린이에게는 널리 활용되고 있지는 않다.

이처럼 정신과 약은 틱 자체를 완전히 없앤다는 개념보다는, 일상적인 활동을 하지 못할 정도로 틱 증상이 심할 경우 진통제처럼 빠르게 틱 증상을 억제하여 정상적인 생활을 영위할 수 있도록 도움을 준다는 개념을 가진다. 물론 약을 중지하였을 경우 증상이 다시 올라오게 되지만, 정상적인 일상생활로 삶의 질을 유지시켜 주기에 무턱대고 반대만 할 일은 아닌 것이다.

우리나라와 같이 의사, 한의사가 나눠져 있지 않은 일본의 경우는 양방 의사의 상당수가 한약을 접하고, 한약 처방을 내린다고 한다. 전체 의사 중 83%가 한약을 처방하고 대다수의 의대에서 한방 교육을 실시하고 있다고 한다. 이토 다카시(동경여자의과대학 동양의학연구소장) 일본동양의학회 상무이사는 국내 한 언론(한의 신문)과의 대담에서 일본 의사 약 30만 명 가운데 83%가 한약을 처방한다고 밝히며 "요즘 의사들은 한약 처방을 정확하게 하기 위한 방법에 대해 궁금해하는 분위기가 조성되고 있다. 이에 따라 한약 처방에 대한 근거를 알고 싶어 한다"고 소개하기도 했다.

인체의 증상을 만들어 내는 원인과 그들이 인체에 작용하는 영향이 다르듯, 한의학에서는 변증을 통해 틱이 나타날 수밖에 없는 이유를 살펴 바로잡고자 치료제를 처방한다.

심담허겁(心膽虛怯)

예민하고 겁이 많으며, 가슴이 잘 두근거리고 숨이 차고 식은땀을 잘 흘린다. 꿈을 많이 꾸고 수면 장애가 오는 경우도 있으며, 정신적으로 늘 긴장하고, 피곤하고, 무기력하다. 특히 이런 일이 언제 생길까 두려움과 불안감이 잘 발생한다.

담화요신(痰火搖神)

놀람과 공포로 기울과 담화가 생겨 심신의 동요를 만든다. 가슴이 두근거리고 잠을 잘 자지 못하며, 조그마한 일에도 쉽게 놀라고 긴장하게 되며, 정신이 맑지 않은 경우도 있다.

간기울결(肝氣鬱結)

양 옆구리가 그득하고 뻐근하며, 입안이 텁텁하고, 쉽게 화를 내거나 짜증을 내고, 가슴이 답답해 한숨을 자주 쉰다. 인후에 이물감을 호소하거나 구역질을 하고 묽은 변을 보기도 하며 식욕이 없는 경우가 많다.

간심혈허(肝心血虛)

늘 조마조마하고, 가슴이 두근거리고, 꿈을 많이 꾼다. 손톱이 잘 부러지거나 안구 건조증, 시력 저하, 어지러움이 같이 발생할 수 있으며, 건망증도 잘 생기고, 팔다리에 쥐가 잘 난다.

간풍내동(肝風內動)

어지럽고 떨리며, 경련이 일고 귀울림이 있기도 하며 사지 마비나 이상 감각을 동반한다. 쉽게 화를 내고, 상기되며, 근육 당김을 호소하고 쥐가 잘 나는 경향을 보인다.

심비불화(心脾不和)

깊은 잠을 못 자고 자주 깬다. 식욕이 떨어지거나, 음식 맛이 없고, 헛배가 잘 부른다. 대변도 묽은 경향을 보인다.

심신불교(心腎不交)

가슴이 이따금씩 답답하고, 두근거린다. 머리가 어지러운 경우가 종종 있으며, 입이 마르기도 하고, 깊은 잠을 못 자며 식은땀을 흘리기도 한다.

이처럼 문진, 맥진, 설진, 여러 검사 등을 바탕으로 변증하여 치료법과 처방을 정하게 되는데, 틱장애 증상에 효과적인 한약은 어떤 것이 있을까?

온담탕(溫膽湯)

심(心)과 담(膽)이 허약하여 쉽게 놀라고, 겁이 많아 항상 불안해하며, 기울(氣鬱)로 담연(痰涎)이 생겨 깊은 잠을 잘 못 자고 꿈을 많이 꾸며 가슴이 두근거리는 증상에 사용된다.

억간산(抑肝散)

조그마한 자극에도 쉽게 마음의 동요가 오는 신경증을 가진 두통, 근연축, 목과 어깨 근육의 경결, 짜증과 감정의 흥분에 의한 얼굴이나 눈의 경련, 손발의 경련(근육의 긴장에 의해 움직이기 어렵거나 마음대로 움직여 버리는 상태)에 효과적이다.

계지가용골모려탕(桂枝加龍骨牡蠣湯)

체력이 비교적 허약한 사람에게 조바심과 신경쇠약, 불안, 이상 흥분에 의한 증상이 나타날 때 응용되는데, 기가 위로 올라가서 얼굴이 상기되거나, 흥분되거나, 두통이 유발되는 기상충이 있을 때 사용된다.

귀비탕(歸脾湯)

신경을 많이 쓰거나 생각이 지나치게 많아 생기는 증상에 사용된다. 불안하고 숨이 차거나 식욕이 감소될 때, 건망증, 신경성 심계항진, 불면 등의 양상을 보일 때 효과적이다.

작약감초탕(芍藥甘草湯)

한열허실에 상관없이 순환이 문제되어 생기는 근육의 이상 긴장 증상에 사용되며 진경, 진통의 기본 처방이다. 갑자기 종아리 근육에 쥐가 나거나, 복직근이 당기거나 급작스런 근육 수축이 일어나는 틱 증상에 사용된다.

사역산(四逆散)

스트레스와 과긴장에 의한 다양한 증상에 응용되는데, 쉽게 긴장하는 내성적 성격으로 감정을 쉽게 느끼지만 밖으로 드러내는 것을 어려워하는 경향을 보이며, 무엇인가 해야 할 일이 있으면 바로 해야만 하는 성향에 비교적 효과적이다. 스트레스로 인한 어깨와 뒷목의 경결, 배 움찔거림 등의 틱 증상에 활용된다.

감맥대조탕(甘麥大棗湯)

사소한 것에도 쉽게 신경 흥분이 일어나고 쉽게 초조해하거나 근육경련이 일어나는 경우에 사용된다.

소건중탕(小建中湯)

쉽게 상기되거나 피로해지고, 냉한 체질이다. 마른 체형으로, 복직근이 긴장되어 있고 배앓이가 자주 있으며, 복부대동맥의 두근거림이 촉지되거나 손발이 화끈거리는 등의 외증이 보일 때 사용된다.

시호가용골모려탕(柴胡加龍骨牡蠣湯)

가슴이 두근거리고 잘 놀라고, 조그마한 일에도 짜증과 성질을 잘 내며, 가슴이 답답하고, 옆구리가 그득하고, 스트레스가 누적된 경우에 사용된다. 꿈을 많이 꾸며, 특히 악몽을 자주 꿀 때 응용된다.

영계출감탕(苓桂朮甘湯)

수독(水毒)이 쌓여 쉽게 붓고, 처지고, 기력이 부족하거나, 가슴 두근거림이 나타나고, 요의를 자주 느끼며, 쉽게 긴장하고 예민한 경우에 사용된다.

한약은 진통제처럼 먹는 순간 즉각적으로 증상을 억제하지는 않는다. 그렇기에 속효성이라는 부분에서는 불리할 수 있다. 하지만 스스로의 제어력과 자극에 대한 수용성을 정상화시켜 한약을 끊고 나서도 안정적인 상황을 유지하도록 도와준다. 사람마다 나타나는 양상은 같더라도 그에 대한 처방을 다르게 하는 맞춤 처방이 가능하기에, 빠른 완치를 위해서는 진료 시 나타나는 다양한 틱 증상에 대해 최대한 상세히 전하고 그에 따른 약을 처방받는 것이 필요하다.

틱장애 치료 과정 중에는 어떻게 하는 것이 치료에 도움이 되는가?

틱장애는 증상을 개선하기 위해서 '안 하는' 것이 아니라 '못하는' 상황임을 먼저 이해해야 한다. 단순한 습관이 아닌 불수의적인 운동 질환으로, 고쳐야 할 질환으로 보아야 한다는 것이다. 보통 틱장애와 함께 동반되는 질환에는 ADHD, 강박증, 우울감, 불안증 등이 있는데, 이러한 동반 질환의 조절도 고려해야 한다. 틱장애와 더불어 사회적 기능 저하가 심화될 수 있기 때문에 이 같은 증상들을 같이 개선해야 한다는 개념으로 치료를 진행하여야 한다.

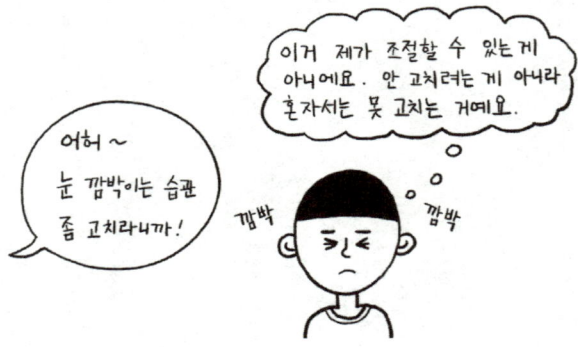

틱 증상이 있으면 교우 관계나 일상생활에 지장이 가는 만큼 세심한 배려도 필요하다. 특히 아이가 학업에 정상적으로 임하고 있는지, 학교생활에 문제는 없는지에 대한 관심이 필요하다. 틱은 자신의 의지와는 무관한 강렬한 충동에 휩싸여, 이를 해소해야만 편안함을 느낄 수 있는 운동 장애다. 따라서 틱장애 아동의 주변인들은 틱을 운동 장애로써 이해해야 하며, 감정의 기복에 의해 증악되는 틱장애의 특성을 미리 알고 대처해야 한다.

틱이 있는 아이들은 환경적, 정서적으로 불안한 상태이지만, 그렇다고 해서 오로지 심리적 요인으로만 봐서는 안 된다. 일시적인 심리적 갈등으로 유발된 단순틱의 경우엔 짧은 기간에 호전되기도 하지만, 대부분의 틱 증상은 유전적 요인과 사회환경적인 문제와 신경학적 문제가 복합적으로 작용해 뇌 기능상의 불균형이 만들어진 만큼 두뇌의 신경학적 이상을 개선하는 데 주안점을 두어야 한다.

한의학에서는 틱장애 증상을 근척육순(筋惕肉瞤), 순동(瞤動), 매핵기(梅核氣), 아동다동증(兒童多動證) 등으로 파악하고 있으며, 간풍, 담열, 풍담, 칠정 등에 의해 유발된 오장(五臟)의 기기실조(氣機失調)로 병인을 설명하고 있다.[21] 틱에 대한 한의학적 치료는 속열을 내리고 기혈을 소통시키기 위해 변증 유형에 따라 병인을 제거하면서, 성장기에 있는 아동의 성장을 방해하지 않는 치료법으로 접근한다. 한약 치료, 침 치료부터 약침 치료, 감각 통합 훈련, 생기능 자기 조절 훈련 등 적극적인 치

---

21) 이승희, 장규태, 김장현. 「틱장애를 주소로 하는 환아의 증례 보고」, 대한한방소아과학회지. 2002;15(2):115-6
심민, 이종화, 김태헌, 류영수, 강형원. 「틱장애의 한의학적 이해에 관한 문헌적 고찰(동의보감 중심으로)」, 동의신경정신과학회지. 2007;18(2): 1-12

료를 시행하면서 틱이 재발하지 않도록 하는 것이 치료의 키포인트이다.

틱장애 아이의 생활 지도를 위해서 우선 틱은 자신의 의도와는 다르게 나타난다는 것을 명심해야 한다. 참으려고 한다고 참아지는 증상이 아닌 운동 장애임을 명확하게 이해하고 나서 틱장애를 가진 아이에게 올바른 생활 지도법을 지도해주는 것이 필요하다. 특히 사회적, 환경적 상황에 예민한 나이인 만큼, 틱을 가진 아이들에게 야단을 치면 칠수록 심리적인 위축은 물론 불안과 스트레스를 유발하여 틱 증상이 더 악화되게 만들 수 있다.

그렇다면 구체적으로 어떻게 아이에게 다가가는 것이 좋을까?

1. 틱이 심하게 나타나더라도, 불안한 모습을 보이지 말자

이런 경우엔 아이들이 더 불안해한다. 어른들도 불안하겠지만 아이 앞에서는 직접 표현하지 않아야 하겠다. 아이들은 본능적으로 부모의 불안을 알아차리고 눈치를 보게 된다. 불안이 심해질수록 틱 증상이 더 심해지거나 마음의 상처를 받을 수 있기에 틱 증상이 나타나더라도 아무렇지 않게 행동하여야 한다. 또한 아이의 생각과 불안한 마음을 이해하려고 노력하고, 늘 긴장에 사로잡혀 있는 몸을 풀어주는 다양한 상황과 환경이 요구된다. 이를 위해 무엇보다 아이와 마음을 열고 대화를 자주 하는 것이 필요하다.

2. 야외에서 놀이로 긴장을 풀어주자

연구 결과에 의하면 자연광을 충분히 쬐어준 후에 틱장애 증상과

ADHD 증상이 많이 줄어들었다는 보고가 있다. 그만큼 적당한 야외 활동은 틱장애 자체에 대한 생각을 멀리할 수 있을 뿐만 아니라, 심리적인 긴장을 풀어주고 아이의 숙면을 편히 취할 수 있게 도움을 주는 행동인 만큼 아이들과 함께 자주 놀아주는 것이 좋다. 하지만 이런 경우에도 자이로드롭이나 롤러코스터라든지 급작스럽게 흥분도를 높이는 놀이는 피하는 것이 좋다.

3. 시청각 매체는 멀리하며, 아이의 입장에서 정서적, 사회적 요인도 고려해야

요즘 시대는 스마트폰 하나로도 상상도 하지 못한 일들을 이룰 수 있는 시대가 되었다. 생활에 편리한 다양한 활용법이 나오는 것도 사실이지만, 그만큼 더 복잡해지고 이에 따른 부작용으로 인한 과긴장과 스트레스도 굉장히 많아지는 것 또한 사실이다. 참고로 TV나 컴퓨터, 스마트폰을 할 때 틱 증상 정도가 더 심해진다는 결과도 있다. 과도한 시청각 자극은 두뇌 흥분도를 높여 틱 증상을 악화시킬 수 있기에 분명 줄여야 하지만, 아이의 마음도 보듬어주면서 아이 스스로 멀리할 수 있도록 격려해주어야 한다.

또한 아이들의 두뇌 발달과 성장 과정에서 환경적 요인에 의한 영향이 상당하기에 신체적 건강뿐만 아니라, 인지적, 정서적, 사회적 요인도 함께 고려해주어야 한다. 그래서 틱을 가진 아동들은 운동 치료나 미술 치료, 심리 치료들을 함께 병행하는 것도 보조적인 치료로써 의미가 있다.

아이에게 좋은 대화를 이끌면서 어떤 일을 수행하기까지 인내심을 기르는 연습도 필요한데, 스스로 할 수 있는 일을 정해주어 자신에 대한 자존감을 높일 수 있는 계기를 만들어 주는 것도 좋다. 또한, 아이를 둘러싼 주변 환경을 면밀히 살피며 부모와의 애착 관계를 형성하고, 아이와 충분한 유대감을 조성하는 것이 필요하다. 아이의 눈높이에서 아이를 바라보고, 아이의 관점에서 대화를 이끌어가는 과정에서 아이가 틱 극복의 과정을 잘 통과할 수 있도록 도울 수 있기에 인내심을 가지고 아이의 생각을 이해하려고 노력해야 한다.

4. 아이의 말을 경청하고 공감해주자[22]

뇌 신경계의 흥분도를 조장하는 상황을 피하고, 정서적 안정을 위해 아이의 감정을 이해하고, 공감하는 기술이 필요하다.

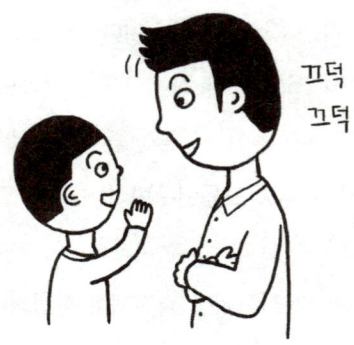

공감하기의 첫 단계는 아이의 감정을 알아차리고 다가가는 것이다. 아이가 별다른 감정을 보이지 않는데 '화가 났구나', '기분 좋은 일이 있구

---

22) 존 가트맨, 최성애 박사, 『내 아이를 위한 감정코칭』, 2011.02.16. P172-229

나'라고 하는 것이 아니라, 아이가 특정한 감정을 밖으로 드러내 보일 때 다가가야 한다. 그러기 위해서는 아이가 어떠한 감정 상황에 놓여 있는지, 아이의 감정을 잘 감지하고 포착하여 조기에 개입해야 한다. 감정이 너무 올라가면 감정을 가라앉히기도 힘들어지고, 감정이 진정되는 시간 동안 아이가 많이 힘들어할 수 있기 때문이다. 하지만 아이의 작은 감정을 알아차리는 것이 생각만큼 쉽지는 않은 일이다. 그래서 어린 시절부터 아이 자신의 감정을 풍부하게 표현할 수 있는 기회를 주고 훈련을 하는 것이 필요하다.

아이의 감정을 인식하기 어렵다면 물어보는 것도 좋은 방법이다. 아이의 일곱 가지 감정 – 희노우사비공경(喜怒憂思悲恐驚) 상황이 아이의 표정으로 드러난다면 문제는 간단할 수도 있겠지만, 표정으로 감지된 감정만으로는 그 이면에 숨겨진 상황을 놓칠 수도 있다. 그런 경우 아이에게 현재 감정을 물어보아야 하는데, '지금 기분이 나쁜 거야?'와 같이 '예'와 '아니오'의 두 가지 답이 나오게 하는 질문이 아니라, '지금 기분이 어때?' 와 같이 자신의 감정을 표현하게 유도하는 질문이 좋다.

두 번째는 아이의 감정에 대해 경청하는 것이다. 아이가 어떠한 감정 상태인지 인지했다면, 현재 감정의 상황이 어떻게 생겼는지, 아이와 조금씩 더 깊은 대화를 시도해야 한다. '말하지 않아도 네가 어떤 상황인지 나는 다 알겠어'라는 식으로 접근하면 안 된다. 긍정적이든, 부정적이든 공감을 해주면서 내면의 이야기를 밖으로 끄집어내게 도와주어야 한다. 친구와 싸워서 씩씩거리는 아이에게 '너 그러면 안 돼', '어떻게 그렇게 무서운 말을 하니?'라는 말로 다그치거나, 잘잘못을 가리려 해서는 안 된다. 아이의 감정을 있는 그대로 공감해주는 것이 어려운 이유는 부모가 아이가 느끼는 감정을 좋은 감정과 나쁜 감정으로 나눠서 판단하기 때문이다. 아이가 나쁜 감정을 가질 때 야단을 치고 훈계를 하거나, '이제 그만 좀 해, 엄마가 게임하게 해 줄게'처럼 상황에서 빨리 벗어나도록 시도하는 것은 좋지 않다. 이들 모두 아이가 나쁜 감정에서 빨리 벗어났으면 하는 마음에서 그러는 것이지만 아이는 그러한 감정이 들 때 나쁜 생각을 했다는 죄책감을 갖거나 그렇게밖에 하지 못한 자기 자신을 부끄러워하게 되어 자신의 감정을 꽁꽁 숨기는 식으로 변할 수 있기 때문이다. 결국 좋은 감정이든 나쁜 감정이든 아이의 입장에서 충분히 그럴 수도 있다는 마인드로 공감하고 경청하는 자세가 필요하다.

그리고 아이가 감정적인 동요가 있을 때, '왜?'라는 질문은 삼가야 한다. '왜?'라는 단어는 인지적인 사고를 요하기 때문이다. 인지적인 사고는 전두엽에서 정보를 처리하는데, 20대 중후반은 되어야 이러한 정보 처리가 원활하게 이루어진다고 한다.[23] 그렇기 때문에 '왜?'라는 질문보다는 '무엇 때문에?', '어떤 점에서?'라는 아주 미묘하지만 아이에게는 다른 느낌으로 다가가는 방법을 선택하는 것이 좋겠다.

아이의 얘기를 들었다면, 마지막으로 할 일은 아이가 스스로 문제를 해결할 수 있도록 우선권을 주는 것이다. 아이의 말에 공감해주라고 한 것을 아이의 요구를 다 들어주라는 말로 해석해서는 안 된다. 아이의 감정에 공감을 표하고 받아주라는 의미이지, 아이의 옳지 못한 행동까지 모두 받아주고 묵인하라는 말이 아니다. 분명 행동에는 책임이 뒤따르

---

23) 존 가트맨, 최성애 박사, 『내 아이를 위한 감정코칭』 2011.02.16 P196

기 마련이기에 행동의 한계를 설정해야 한다. 행동의 한계를 그어줄 때는 아이가 느끼는 감정에 의해서가 아니라 남에게 피해를 끼칠 수 있는 행동이기에 그러한 행동이 옳지 못하다는 점을 분명히 인식하게 해 주어야 한다. 예를 들어 힘들게 그린 그림을 동생이 찢어서 동생을 때린 아이에게 '네가 힘들게 그린 그림을 동생이 찢어서 많이 속상하겠구나. 엄마라도 많이 화가 났을 거 같아. 그런데 만약 네가 동생이었다면, 형이 때렸을 때 기분이 어땠을까? 형이 때리는 것 말고 다른 어떤 방법으로 표현했으면 좋았을까?'라는 식으로 말이다. 아이 스스로 무엇을 원하는지 어떠한 해결책이 있는지를 찾도록 도와주어야 되지, 감정만 일순간 누그러뜨린다고 해서 문제가 해결되지는 않는다. 아이와 함께 해결책을 찾을 때에도 어른의 입장에서 부모가 문제를 분석하고, 해결책을 제시해서는 도움이 되지 않는다. 이는 문제 상황에서 아이한테 주어진 좋은 학습의 기회를 부모가 빼앗아버리는 것이 되기 때문이다. 아이가 스스로 해결책을 찾도록 질문만 하는 것이 좋다. 아이가 스스로 해결책을 찾으면 그에 따른 자부심과 행동의 동기가 생기며 자존감이 향상되기 때문이다. 따라서 아이가 스스로 해결책을 찾을 수 있도록 기다려주고 아이를 믿어주는 것이 무엇보다 중요하다. 본인을 믿어주지 않는다는 생각이 들면 아이는 부모의 눈치를 보고 스스로 문제 상황을 분석하고 해결책을 찾아가는 주도적인 행동을 멈춰버릴 수 있다. 부모들은 '실수 = 실패'라는 강박 관념에 잡혀 아이가 문제 상황에서 빨리 벗어나도록 과도한 개입을 하고, 문제에 대한 해결책을 제시하는 경우가 많다. 하지만 실수는 그를 통해 또 다른 무엇인가를 학습할 수 있는 좋은 기회이다. 아이가 감정적인 문제로 위기에 처했을 때, 아이의 말을 경청하고, 공감하며, 스스로 해결책을 찾을 수 있도록 돕는 조력자의 역할을 한다면 위기를 기회로 만들 수 있을 것이다. 이에 대한 내용을 존 가트맨, 최성애 박사의 『내 아이를 위한 감정코칭』이란 책에서 풍부하게 다루고 있기에, 이 책을 읽어보는 것도 도움이 될 것이다.

틱장애 완치의 첫걸음은 틱장애에 대한 이해에서 시작된다

우선 틱장애가 발병하기 전, 주변 사람들이 틱에 대한 이해도를 높여야 한다. 그 대상은 가까이는 틱 아이의 부모부터 주변 친구들, 그리고 교사까지, 틱장애 아이가 일상에서 만나고 교류하는 사람들이다. 하지만 틱장애라는 질환이 워낙 다양한 증상으로 표현되며, 기존 증상이 없어지고 새로운 증상이 나타나기를 반복하기에 이에 대한 이해가 쉽지 않은 것도 사실이다.

틱장애는 때때로 고의적인 버릇 또는 남의 신경을 거스르는 버릇으로 인식되는데, 틱은 버릇과는 달리 짧은 시간(1~2시간과 같은) 동안 잠시 억제할 수는 있지만 결국은 자신의 의지와는 상관없이 하게 되는, 조절 능력 밖에 있는 일종의 운동 장애이다.

그런데 주위에서 틱장애의 증상을 운동 장애라고 이해하지 못하고 고의적인 나쁜 버릇이라고 오해하기 때문에 야단을 맞거나 놀림을 받는 경우가 많다. 이 경우 스트레스나 감정의 기복에 의해 나빠지는 틱장애의 특성상 환자의 예후도 나빠지게 된다.

그래서 가족과 선생님, 친구들이 틱장애를 이해하고 수용하는 태도를 갖는 것이 중요하다. 감기처럼 누구에게나 쉽게 올 수 있으며, 보조개나 눈이 큰 아이 등 친구가 가지고 있는 여러 특징 중 하나라고 이해할 수 있어야 한다.

음성틱이 있는 경우 소리를 지르는 행위로 인해 수업 진행을 방해하고, 학급 친구들에게 피해를 주기 때문에 틱 아이에 대한 선생님과 학교 측의 배려가 없다면 정상적인 학교생활에 상당한 어려움을 겪게 된다. 따라서 틱장애 증상이 발현되거나, 발현될 것만 같은 전조 충동이 나타날 때는 엎드려 쉬거나 양호실로 갈 수 있게 하고, 친구들이나 선생님이 틱 아이에게 눈치를 주지 않도록 배려하는 것이 필요하다. 또한 혼자서 시험을 볼 수 있도록 조치하여, 눈치를 보거나 주변 상황을 살피거나 긴장하지 않도록 하는 것도 많은 도움이 된다.

아이들에게 틱장애 증상과 관련된 징후가 나타날 때 부모들은 아는 체하지 않는 것이 좋다. 틱장애 자체에 관심을 두기보다는 틱 증상으로 인해 교우 관계에 문제가 생기지는 않는지, 아이가 학업에 정상적으로 임하고 있는지, 학교생활에 문제는 없는지 등에 관심과 배려를 기울이는 것이 필요하다.

그러나 이러한 사회적 지지 환경에도 불구하고 틱으로 인해 심한 기능 장애나 사회관계의 문제가 초래되거나 자해틱이 나타나는 경우가 있다. 예를 들어, 고개를 젖히거나 갸우뚱하는 틱 때문에 만성적인 목 통증이 생기는 경우, 눈을 너무 심하게 깜빡거려 눈이 짓무르거나 책 읽기가 어려운 경우, 음성틱이 심해 수업 진행에 지장을 주는 경우, 또는 자신의 눈이나 얼굴을 때리는 경우에는 보다 빨리 적극적인 치료에 임해야 한다.

틱장애는 단기간에 마무리 지을 수 있는 것이 아니라, 장기간의 계획을 가지고 꾸준히 치료해야 하는 질환이다. 그렇기 때문에 간단한 메모 형태로라도 나타나고 있는 틱 증상의 변화에 대해 자료를 만들어 두면 병증의 정도를 파악하고 치료하는 데 도움이 된다. 이를 위해 틱 증상의 변화에 대해 일기를 쓰는 것도 좋은 방법이다. 틱장애 증상이 어떻게 나타났으며, 증상의 정도는 어떠했고, 치료를 어떻게 했더니 효과가 이렇다는 식으로 기록해 나가는 것이다. 이러한 기록은 치료의 효율을 높이기 위한 데이터로 활용됨은 물론, 호전과 악화를 반복하는 동안 불안감을 덜 느끼게 도와준다.

이미 틱장애를 앓은 선배 틱장애 부모들의 경험담도 치료에 있어서 많은 도움을 줄 수 있다. 전문가의 딱딱하고 어려운 말이 아닌, 일반인의 입장에서 틱을 관리한 경험은 틱에 대해 편견 없이 친숙하게 받아들일 수 있도록 도와줄 수 있기 때문이다.

틱에 관한 기본 정보를 얻고 싶다면 틱 관련 책인 『내 아이에게 틱과 강박증이 있대요!(앙엘라 숄츠 등 지음)』, 『5세 아이에게 꼭 해줘야 할 60가지』 등의 관련 도서도 참고하는 것이 좋다.

일시적, 심리적 갈등으로 인한 단순틱의 경우엔 짧은 기간에 정리되기도 하지만, 유전적 요인과 사회 환경적인 문제와 신경학적 문제가 복합적으로 작용해 뇌 기능상의 불균형이 만들어진 틱장애는 만성 틱장애나 뚜렛으로 발전할 가능성이 높다. 치료를 하다 보면 보통 2-3개월 만에 증상의 호전이 나타난다. 하지만 중요한 것은 치료 후에 틱이 재발하는지에 대한 문제이다. 틱이 나타날 때까지 오랜 기간 여러 원인들이 복합적으로 조금씩 누적되어 왔듯이, 치료에 있어서도 일순간 증상의 멈춤이 아닌 서서히 줄어드는 과정을 밟게 된다. 이러한 과정에서 두뇌의 불균형이 균형적으로 자리를 잡아 가고, 그러한 상황이 정상적인 상황으로 두뇌에 각인되는 단계를 거친다. 따라서 틱장애 완치를 위해서는 기다림과 인고의 미학이 필요하다.

틱이 있는 아이에게 학교에서는 어떻게 하면 좋을까?

수업 시간 중에 고개 끄덕임과 팔다리 펴는 동작, 배를 움찔하는 동작 등이 나타나면 아이는 굉장히 당황할 수밖에 없다. 아무래도 그러한 동작에 시선이 집중될 수밖에 없기에, 늘 긴장을 하게 된다.

수업 중에 고개 끄덕임이나 배 움찔거림 등 큰 동작의 틱 증상이 나타나 수업 진행에 지장을 주게 되는 경우에는, 아이가 양호실에 가거나, 교실 밖에서 쉴 수 있도록 배려해 주어야 한다. 아이가 교실을 출입할 때 눈치를 보지 않도록, 교실 뒷문 근처의 자리에 앉도록 해주는 것이 좋다. 또 눈 깜빡임이나 눈동자 굴림, 손가락에 힘주는 틱 증상으로 인해 숙제를 할 때 힘들어한다면, 과제의 양을 조절해주는 것도 필요하다.

음성틱이 심해 수업 중에 '음음'거림이나 '아' 소리가 너무 크게 들린다고 아이에게 주의를 주거나, 혼내서는 안 된다. 잠시 동안 참을 수는 있지만, 언젠가는 꼭 해야만 편안함을 느끼는 틱의 속성상 언젠가는 틱 행동을 해야만 하기 때문이다. 또한, 소리를 참으려는 과정에서 과긴장이 유발되어, 틱 증상이 더 심해지도록 뇌신경계의 흥분을 조장할 수도 있다.

치료받은 아이 중에 음성틱이 오래되어서, 아아 소리를 거의 20초 단위로 내는 아이가 있었다. 문제는 소리가 크다 보니 수업 중에 소리가 날 때마다 선생님과 주변 친구들이 깜짝깜짝 놀란다는 것이다. 이러한 상황이 반복되다 보니 선생님도 소리를 그만 내라고 주의를 주게 되었는데, 아이가 소리가 올라오려고 할 때마다, 본인 입을 두 손으로 막으며 참는 것이다. 그런데 음성틱이 참아졌던 것이 아니라, 쉬는 시간마다 화장실에 가서 참아왔던 것을 터뜨려 버리기라도 하듯 아아 소리를 굉장히 세게 낸다는 것이다. 그 소리에 서러워 본인도 울면서 말이다.

이런 경우 아이가 양호실에 갈 수 있도록 배려해주었다면 하는 아쉬움이 남는다. 틱을 가진 아이들은 틱을 한다는 사실만으로도 주변 사람들의 눈치를 보게 되고, 언제 틱 행동이 나타날지 늘 긴장을 하게 된다. 받아쓰기로 예를 들어보자. 받아쓰기에서 어떤 단어를 틀렸는데 정답을 알려주지 않은 채, 정답을 쓰게 될 때까지 반복해서 쓰도록 강요한다든지, 틀린 문제에서 정답을 찾을 때까지, 몇 번이고 다시 풀도록 채근하는 것은 과긴장을 유발하여 상황을 더욱 복잡하게 만들 수 있다. 아이가 스스로 문제점을 파악하고 오답을 고칠 수 있도록 힌트를 주면서, 사고의 흐름을 유도해 주어야 한다.

주위에서 틱장애의 증상을 운동 장애라고 이해하지 못하고 고의적인 나쁜 버릇이라고 오해하기 때문에 야단을 맞거나 괴롭힘이나 놀림을 받는 경우도 있다. 이 경우 스트레스나 감정의 기복에 의해 더 악화가 되는 틱장애의 특성상 환자의 예후도 나빠지게 된다. 그래서 선생님, 친구들이 틱장애를 이해하고 감기처럼 누구에게나 쉽게 올 수 있으며, 보조

개가 있거나 키가 큰 아이 등 친구가 가지고 있는 여러 특징 중 하나라고 이해하며 이를 수용하는 태도가 필요하다.

틱을 가진 아이는 감정 기복이 심하여, 짜증을 잘 내거나, 쉽게 흥분을 한다는 말을 흔히 듣게 된다. 이로 인해 또래들과 마찰이 많이 생기기도 한다. 또래 집단과의 불화가 틱 증상으로 인한 심적 위축과 더불어 우울감과 무력감, 불안감을 조장하게 되며, 주의 집중이 흩어지는 양상을 증폭시키기도 한다. 틱장애 아이에게서 나타나는 우울증은 틱장애 자체에 의한 결과물일 수도 있으며, 또래 집단으로부터의 왕따, 놀림에 의해 유발된 것일 수도 있기에 이에 대한 부분도 면밀히 관찰해야 한다.

체육 시간과 음악 시간, 미술 시간도 효과적으로 활용해야 한다. 운동을 통해 에너지를 발산함으로 정신적 긴장을 풀어, 틱 증상 완화에 도움을 줄 수 있다. 하지만 승패가 나는 운동으로 승부에 집착하게 하면, 긴장도가 올라가 오히려 증상을 악화시킬 수 있으니 주의해야 한다. 음악과 미술 시간에 본인의 생각과 감정을 노래와 그림으로 풀어낼 수 있는 기회로 삼는 것도 증상 완화에 도움이 될 수 있다.

틱장애에 도움이 되는 음식을 선택하는 기준은?

틱장애나 ADHD에서 특정 음식이나 식품이 틱장애를 치료한다는 근거는 아직 없다. 다만 아래의 기준으로 치료라는 개념보다는 보조 요법 또는 악화 인자의 차단 개념으로 접근하는 것이 좋다.

틱장애의 원인은 다양하지만, 직접적인 원인은 뇌신경계의 과도한 긴장과 흥분이다. 신경계의 과도한 긴장이나 흥분으로 인해 틱장애 증상이 유발되므로, 틱장애에 도움이 될 수 있는 음식은 결국 뇌를 건강하게 하는 데 도움이 될 수 있는 음식을 찾으면 되고, 역시 마찬가지로 뇌에 도움이 되지 않는 음식을 찾아 배제하는 것이 좋다.

소아에서 ADHD와 틱은 둘 다 뇌 신경계의 흥분이라는 공통점을 가지고, 같이 발병하기도 쉬운 질환이기에 ADHD나 틱에서 피해야 할 음식이라거나 도움이 되는 음식은 사실상 거의 동일하며, 뇌뿐만 아니라 몸 자체를 건강하게 만드는 음식이라고 생각해도 된다.

먼저 틱장애 유발과 관계가 깊다고 알려진 성분들에 대해 살펴보겠다.

1. 카페인: 연구에 따르면 중추 신경계를 자극하는 메틸페니데이트나 코카인 같은 성분들이 틱을 촉진하거나 악화시킨다고 하는데, 우리 주변에서 흔히 접할 수 있는 카페인도 뇌 신경계의 흥분을 조장할 수 있어 틱의 발현을 촉진한다고 알려져 있다. 꼭 커피나 홍차, 에너지 드링크가 아니더라도 흔히 접할 수 있는 음료에도 카페인 성분이 있다고 하니 꼭 체크해 보기 바란다.

2. 정제 설탕: 설탕 함량이 높은 음식들은 인체에 필요한 중요 영양소가 부족한 경우가 많으며 설탕을 먹게 되면 단시간 내에 체내 혈당 수치가 올라가고, 이 때문에 인슐린 분비를 촉진하여 혈당을 낮추는 현상이 반복되게 된다. 혈당이 너무 높아질 때 에너지 수준이 높아져 활동성이 많아지며, 과잉행동과 충동적인 행동이 나타날 가능성이 높아지고, 인슐린 분비로 혈당이 급속도로 떨어지면 짜증내거나 감정 동요가 많아질 가능성이 높아진다. 또한 설탕이 분해되는 과정에서 비타민 B를 소모하는데, 비타민 B는 기억력을 떨어뜨리는 호모시스테인 수치 감소에 도움을 주는 것으로 알려져 있다. 따라서 비타민 B를 지나치게 소모하게 되면, 기억력 부분에 좋지 않은 영향을 줄 수 있다. 또한 틱의 주요 원인으로 의심되는 도파민의 문제와도 관련이 있고, ADHD나 틱에서 백설탕의 섭취 후 증상의 악화가 보고된 바도 있다.

3. 마그네슘 결핍: 마그네슘은 신체가 자기 조절을 하는 데 결정적인

역할을 하는 미네랄로 생화학 시스템에도 필수적인 성분이다. 많은 틱장애 아동에서 마그네슘 결핍이 보고되었으며, 구체적으로 근육 경련과 많은 관련이 있다. 비타민 B6와 상호 작용하여 사회적 상호 작용 능력을 향상시킨다고 알려져 있다.

4. 철분 결핍: 철분 결핍은 산소 결핍으로 이어지는 결과로 빈혈을 야기할 수 있다. 철 대사는 도파민의 대사에도 영향을 미쳐서 틱을 악화시킬 수 있다.

5. 글루텐 불내성: ADHD, 자폐증, 틱장애 등에서 글루텐 민감도와 관련이 있다는 연구가 있다. 틱 및 강박장애가 있는 아동이 글루텐 프리 식단으로 1주 만에 증상의 감소를 보였으며, 3개월 후 증상이 거의 사라진 케이스에 대한 보고가 있지만, 아직 광범위하게 밝혀지지는 않았다는 한계가 있다.

6. 낮은 아미노산: 우리가 먹는 음식의 단백질은 필수 아미노산으로 분해가 된다. 아미노산은 세포에 구조를 만들고 복구에 필수적이며, 영양분의 수송이나 저장에 중요한 역할을 하며, 모든 대사 과정에 중요하다. 틱장애를 가진 아동들에게서 몇 가지 아미노산이 부족한 것이 발견되었고, 그것을 보충하는 과정에서 틱 증상이 호전된 케이스가 있다.

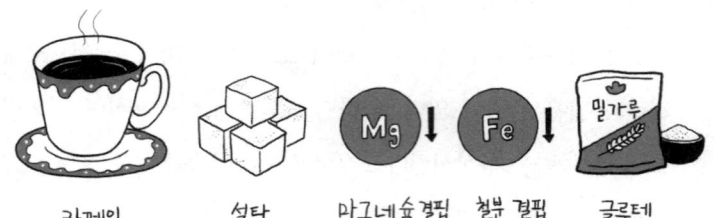

틱 장애에 영향을 주는 음식

다음으로 두뇌와 우리 몸을 건강하게 해주는 음식 선택의 기준은 무엇일까?

1. 당연히 신선해야 하며, 통조림이나 기타 저장 식품은 피한다.
2. 제철 음식을 다양하게 조리해 먹는 것이 좋다.
3. 가급적 정제되거나 가공된 것보다는 통곡물을 선택한다.
4. 알레르기를 일으키는 음식을 찾아 그것을 피한다. 급성 알레르기 반응은 쉽게 알 수 있지만, 지연형 알레르기 반응은 놓치기 쉬우므로 병원에서 검사를 통해 알아두기 바란다.
5. 식품 첨가물, 화학 첨가제, 고과당 시럽 등이 첨가된 것은 멀리한다.
6. 가능하면 농약이나 화학 물질이 없는 것을 선택한다. 농약으로 쓰이는 많은 성분들이 증상을 악화시키는 유해한 환경 인자라는 연구가 있다.

이런 큰 기준으로 아이를 위한 식품을 선택하면 크게 어긋나지는 않을 것이다.

틱장애, 집중력 향상에 좋은 음식

두뇌가 정상적인 기능을 발휘하기 위해서는 우선적으로 적당한 산소와 포도당이 안정적으로 공급되어야 한다. 좋지 못한 영양 상태는 두뇌 발달에 좋지 않은 영향을 미칠 수 있기 때문에, 이에 대한 고민도 필요하다. 특히 틱이나 ADHD 등 뇌 신경계와 두뇌 관련 질환을 가지고 있다면, 먹거리에도 더 많은 신경을 쓸 수밖에 없다.

1. 고등어

1983년 발표된 김창완의 '어머니와 고등어'라는 노래에서는 어머니가 자식에게 고등어를 구워주기 위해 냉장고에 절인 고등어를 넣는 모습이 나온다. 그 옛날에도 어머니는 고등어가 몸에 좋다는 것을 우리에게 알려주고 있었던 건 아닐까?

어머니가 냉장고에 넣어 두신 고등어는 틱장애, ADHD 등 뇌 기능상의 문제 해결과 집중력 향상에 도움이 되는 음식이다. 두뇌의 기능상 불균형에서 초래되는 틱장애, 두정부를 중심으로 전두엽까지 광범위하게 흥분이 확대 분포하는 ADHD 등 뇌 기능상의 문제 해결과 집중력 높이는 방법의 일환으로, 오메가3가 다량 함유된 등 푸른 생선 고등어를 추천한다.

고등어는 뇌 기능을 활성화시키기 위해 필요한 오메가3를 다량 함유하고 있어 공부하는 학생들이나 두뇌 활동이 많은 분들에게 학습 능력과 업무 효율을 향상시켜주는 역할을 한다. 또 기억력을 높이고, 집중력을 높이는 데 많은 도움을 준다. 여기에 비타민 A도 풍부하게 들어 있어 눈이 쉽게 피로해지기 쉬운 학생들의 시력을 보호하며, 피로 회복의 효과를 나타낸다.

한의학에서도 고등어는 간을 도와 피로를 풀고, 기운을 북돋우는 역할을 하며, 단단한 살은 근육을 발달시키고, 윤기가 나는 껍질은 피부에 좋은 작용을 한다고 설명한다. 오메가3는 불포화지방산의 일종인 EPA와 뇌세포를 구성하는 지방질인 DHA가 주요 성분이며 두뇌 발달을 돕는 영양소이다. 사람의 몸에 꼭 필요한 영양소 중 하나지만 체내에서 생산되지 않기 때문에 음식을 통해서 섭취해야 한다.

2. 견과류에 있는 트립토판

인체에는 세로토닌이라는 호르몬이 있는데, 사람의 긴장을 풀어주고, 행복감을 고취시키는 역할을 하는 호르몬이다. 우울증을 겪고 있는 경우 대부분 혈중 세로토닌의 농도가 낮다고 한다. 따라서 세로토닌의 적정 농도 유지는 과도한 긴장과 스트레스로 지속된 틱장애 증상과 의욕 저하의 우울증을 개선하는 데 도움이 된다. 트립토판은 필수 아미노산의 일종으로 세로토닌을 합성하는 원료가 되는 물질로, 트립토판은 치즈,

우유, 땅콩, 계란, 바나나 등의 음식에 다량 함유되어 있다.

3. 틱장애, ADHD에 좋은 오메가3

생선 기름, 해산물, 참기름, 모유에 많이 함유되어 있는 오메가3의 하루 권장량은 0.6~1g이다. 몸에 좋지 않은 콜레스테롤과 중성 지방을 제거하고 혈액 순환에 도움이 되는 것으로 알려져 있는데, 급성장기에 있는 신생아나 청소년에게는 더 많은 양이 요구된다.

태아의 두뇌가 급속도로 자라는 임신 말기 3개월에는 특히나 오메가3를 더 많이 필요로 한다. 이때 섭취한 오메가3는 영아의 인지 능력과 운동 능력 발달에 많은 도움을 주게 된다. 만약 오메가3가 결핍된다면 우울증, 틱장애, ADHD, 시력 저하 등의 발병 가능성이 높아지게 되며, 스트레스에 대한 저항력이 떨어지게 된다고 한다.

4. 우유에 있는 카조모르핀

우유는 몸에 분해되고 흡수되면서 생기는 카조모르핀이라는 성분으로 인해 마음을 안정시키고 심신을 평온한 상태로 유지하게 도와준다. 우유를 먹은 아기들이 금방 쌔근쌔근 잠이 들고 편안해하는 것도 이 이유에서이다.

5. 해조류에 많은 미네랄

칼슘이 부족하면 우울증이 더 악화되는 등 감정 기복이 심화된다. 칼슘이 많은 음식은 우유, 유제품, 미역, 파래, 생선, 새우, 조개, 두부, 콩 등이 있으며, 마그네슘이 풍부한 음식으로는 현미, 콩, 아몬드, 오징어,

미역, 새우, 굴 등이 있다. 마그네슘은 감정 기복을 개선시키는 데 도움을 주는 세로토닌을 합성하는 데 있어 많은 도움을 준다. 비타민 B6, 엽산 등도 심신 안정에 좋은 효과를 보이는데, 이는 신선한 과일과 야채에 다량 함유되어 있다.

6. 과다 섭취는 피해야

오메가3를 과다하게 섭취하면 혈전 생성이 촉진되고 염증이 유발될 수 있어 하루 3g 이하가 좋다. 흔히들 비타민은 많이 복용해도 저절로 배출된다고 생각하지만 비타민 A·D·E·K와 같은 지용성 비타민을 과다 복용할 경우 체내에 지방층에 쌓이게 되어 부작용을 일으키게 된다. 또 처음에는 비타민의 70~80%가 흡수되지만, 그 이상 먹게 되면 비타민의 흡수율이 50% 이하로 떨어지는 등 복용 효율도 낮아진다. 비타민 C 또한 과잉 섭취하면 위장장애나 신장 결석 등의 부작용이 나타날 수도 있다.

7. 약식동원(藥食同原)과 약체동원(藥體同原)

성장기 아이를 둔 엄마들은 음식 하나에도 건강을 먼저 생각하고, 맛에도 신경 쓰지 않을 수 없다. 아무리 오메가3와 DHA가 풍부한 좋은 음식이라도 아이들이 먹지 않으면 소용이 없다. 또한, 좋은 음식은 질병을 예방하는 데 많은 도움을 주지만, 발병한 질환을 치료하기에는 부족함이 있다.

'약식동원(藥食同原)과 약체동원(藥體同原)'이라는 말이 있다. 약식동원은 우리가 일상에서 먹는 음식이 몸을 이롭게 하는 약의 근원이라는 뜻이고, 약체동원은 나의 체질에 맞는 것이 좋은 보약이라는 뜻이다. 이는 아아무리 좋은 음식과 좋은 약일지라도 나의 체질과 현재 상황과 맞아야 한다는 의미도 포함되어 있다. 만약 ADHD와 틱장애를 겪고 있다면 좋은 음식과 좋은 약을 먹기 전에 전문가의 도움을 받아서 충분한 상담을 한 후 체질과 현 증상에 맞는 음식과 약을 먹는 것이 지혜로운 방법이라 하겠다.

그럼 구체적으로 틱장애 예방 또는 치료 후 재발 방지를 위해서 섭취해야 하는 음식은 무엇일까?

- 뇌 건강에 좋은 알칼리성 과일류: 바나나, 딸기, 참외
- 기억력 향상을 위한 비타민 E: 잣, 견과류(호두, 아몬드, 땅콩 등)
- 뇌에 활력을 주는 지방 식품: 깨, 정어리, 호두, 콩
- 두뇌 회전을 빠르게 해주는 단백질: 우유, 다시마, 미역, 생선
- 뇌의 에너지원이 되는 당질 식품: 쌀, 보리, 메밀
- 사고력 향상을 위한 비타민 B: 효소, 녹황색 채소, 멸치, 정어리, 콩
- 스트레스를 완화해 주는 비타민 C: 토마토, 당근, 귤, 오렌지, 레몬, 녹황색 채소
- 학습 능력 향상을 위한 비타민 E: 현미, 깨, 녹황색 채소
- 허준의 동의보감에서 제시한 두뇌 음식: 인삼, 미나리, 검은깨, 마, 창포, 상추, 표고버섯, 씀바귀, 들깨 등

※ 당연하게도, 위의 식품들 중 아이에게 알레르기 반응을 일으키는 식품은 제외하여야 한다.

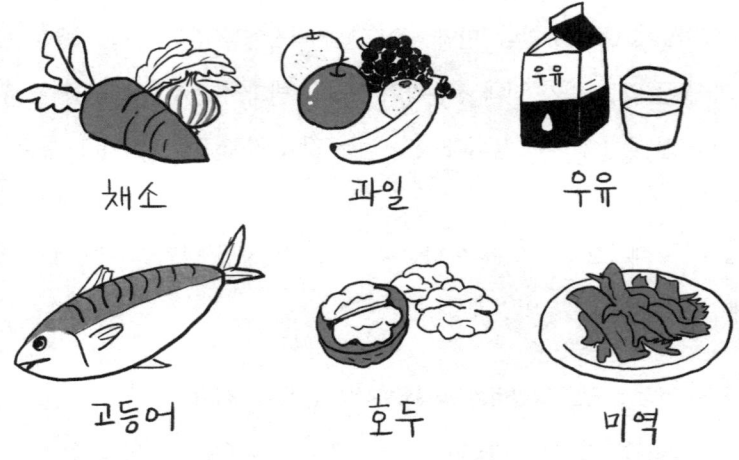

틱장애에 좋은 음식

틱장애 치료 사례

치료 사례 1
고개를 흔드는 동작으로 밥 먹는 것이 힘들었던 환자

초등학교 5학년 남자아이

이 환자는 지적 장애가 있는 아이였는데 주로 저녁에 고개를 좌우로 흔드는 동작과 입술을 빠는 동작을 주요 증상으로 호소했다. 특히나 저녁 식사 시간에 고개를 흔드는 동작 때문에 음식을 흘리기 일쑤였고 밥을 먹는 데도 어려움이 있다고 했다. 그리고 어릴 때 부모님이 맞벌이를 하면서 분리 불안을 경험하기도 했다. 아직 숫자 개념은 약한데 나머지 생활 측면에는 거의 정상적으로 잘 생활한다고 했다. 그러나 수업 시간에 집중을 잘 못하고 산만하게 행동하며 밤에 잠드는 데 1-2시간 이상 오랜 시간이 걸린다고 했다. 복진을 하였을 때 제동계가 심하고 복직근이 많이 굳어 있었다.

치료 2개월 경과

치료 기간이 아직 많이 지나지 않은데다 틱 증상이 심했기 때문에, 토지적 장애와 같은 다른 두뇌 질환이 있어서 호전이 더딜 것이라고 생각하였지만 의외로 빠른 호전 속도를 보였다.

보호자는 "아이가 고개를 좌우로 흔드는 동작이 완전히 없어져서 전혀 보이지 않는다. 밥을 먹을 때 고개를 흔들어서 항상 반찬과 밥을 흘리게 되었는데 그런 증상이 없어서 너무 좋다. 산만함이 줄어들고 집중력이 향상되고 있다."며 기뻐했다.

이후 한 달간 복약을 더하고서 치료를 종결하였다.

치료 사례 2
뚜렛장애로 사회생활에 어려움이 많았던 환자

26세 성인 남자

초등학생 때부터 틱 증상이 있었던 경우의 환자였다. 특별한 치료를 받아본 적은 없었고 매년 호전과 악화를 반복하면서 여러 가지 근육틱과 음성틱이 번갈아 가며 나타나는데, 한 가지 증상이 약해지면 다른 증상이 심해지기도 하고 근육틱이 약해지면 음성틱이 심해지는 식이었다. 음성틱과 근육틱이 한꺼번에 나타나 오랜 기간 지속되어 뚜렛장애로 판단되었다. 당시 근육틱 증상은 눈썹 올리기와 눈 깜빡임이 가장 심하다고 하였는데 상담을 하는 중에 단 1초도 쉬지 않고 움직임을 보였다. 특히나 환자가 말을 할 때는 더욱 빠르게 근육틱 증상이 나타났다. 그리고 음성틱 증상 때문에 일상생활이 더 힘들다고 하였는데 쌕쌕거리는 숨소리, 혀를 차듯이 '쯧쯧' 하는 소리가 주로 나타난다고 하였다. 최근 1년 동안에 근육틱이 줄어들면서 음성틱이 악화되고 있다고 했다. 원래는 억지로 참으려고 하면 어느 정도 참을 수 있었는데 이제는 사람들과 있을 때 참으려고 해도 점점 참기 힘들어진다고 했다. 원래 불면증 없이 잘 자는 편이나 현재는 잠자는 시간이 대중없다고 했다. 신경 정신과 질환에서는 수면의 질이나 수면 습관이 질환에 미치는 영향이 상당하기에 규칙적인 수면 리듬을 유지하도록 티칭하였다. 식습관을 파악해 보니 라면을 좋아하고 야식으로 배달 음식을 자주 먹으며 탄산음료를 좋아한다고 했다. 술, 담배, 커피는 다행히 하지 않았다. 스마트폰을 손에서 놓지 않고 종일 보는 편이며 특별히 하는 운동은 없다고 했다. 탄산음료는 제한하도록 하고 스마트폰은 최대한 사용량을 줄이도록 티칭하였는데 스마트폰 사용 대신에 가벼운 운동을 하거나 두뇌가 쉴 수 있도록 차라리 멍하니 있으라고 주문했다. 가족들은 틱장애에 대한 한의학 치료를 부정적으로 생각하고 있어 가족들 몰래 한약을 복용하여야 한다고 했다. 가족이나 주변인들에게 지지를 받지 못하고 오히려 가족의 눈치를 봐야 하는 환경적인 상황은 매우 좋지 못했다. 또한 뚜렛장애가 어릴 때부터 성인기까지 아무런 치료 없이 방치되어 증상이 이어지고 있는 점도 치료 예후에 대해 의문이 들게 하였다.

치료 1개월 경과

음성틱이 일상생활을 보내는 데 가장 불편하였는데 원래 증상의 20%

수준으로 줄었다. 음성틱이 줄어들면서 근육틱이 심해지고 있다. 특히 눈썹 올리는 증상이 조금 더 심해졌다. 스마트폰 사용 시간을 줄이려고 노력 중인데 확실히 스마트폰을 많이 쓸 때는 틱 증상이 심해지는 걸 느낀다고 하였다. 아침마다 등산을 하며 탄산음료를 일체 마시지 않는다고 했다.

치료 2개월 경과

음성틱이 다시 악화되었다. 원래 증상의 80% 수준으로 느껴진다. 대신에 근육틱 증상은 조금 줄어들었다. 갑자기 증상이 변하여 원인을 살펴보니 생활 습관 중에서 수면 패턴의 변화가 있었다. 주 2회 야간에 PC방 알바를 하면서 밤낮이 바뀐 생활을 했다. 특히 야간에 아르바이트를 할 때 틱 증상이 심해지는 것을 느낀다. 깊은 수면을 취하는 동안 두뇌신경계가 안정을 취하기 때문에 야간 아르바이트를 당장 그만둘 것을 권했다.

치료 4개월 경과

야간 아르바이트를 그만두었다. 그 이후로 점차 증상이 줄어들어서 음성틱, 근육틱 증상이 모두 원래 증상의 20% 수준으로 줄었다. 특히 음성틱 소리의 크기가 줄어들었다. 그런데 2~3일 전부터 다시 조금 나빠지는 느낌이 든다고 했다. 스마트폰 사용 시간을 조절하는 게 어렵다고 했다. 다시금 스마트폰 사용 시간을 제한하고 가벼운 운동을 꾸준히 하도록 티칭하였다.

치료 5개월 경과

음성틱 증상이 거의 조절되고 있어서 일상생활을 하는 데 불편함이 없을 정도라고 했다. 다른 사람들 앞에 있을 때 원래 증상의 10% 수준으로 줄었으며 혼자 있을 때에도 소리 크기가 줄고 횟수가 줄었다고 했다. 대신에 눈 깜빡임 증상이 상대적으로 늘어났다고 했다. 특히 운전할 때 눈 깜빡임이 많다. 시험이 있었는데 시험 당일에 긴장을 해서 틱 증상이 더 많이 보이더니 시험이 끝나면서 금세 회복되었다. 긴장되는 상황이 생겼을 때 틱 증상이 발현되더라도 치료를 통해 회복되는 속도가 빨라진 것을 확인할 수 있었다.

치료 사례 3
부부 싸움을 하고 나서 아이의 틱 증상이 더 심해졌다

9세 여자아이

유치원 입학하고 나서부터 눈을 깜박이고 고개 돌리는 틱 증상이 처음 나타났는데, 입학 후 두어 달 그러다가 적응을 하면서 조금씩 빈도수가 줄어들어서 거의 증상을 보이지 않았다고 한다. 그런데 초등학교 입학을 앞두고 "엄마, 학교 가면 뭐 해?", "엄마, 학교 선생님은 무서워?" 등의 질문이 많아졌다. 학교 들어간다고 하니 저러나 보다, 하고 넘겼는데, 초등학교에 입학하고 틱 증상이 폭발적으로 올라왔다고 한다.

눈 깜박임, 얼굴 찡그리기, 목 돌리면서 앞으로 빼기, 고개 돌리기, 음음 소리내기, 팔꿈치 굽혔다 펴기, 가끔 배에 힘주기가 보였다. 또 평소에도 꿈을 많이 꾸는데, 지렁이가 나오는 꿈을 꾸고 나면 그날 하루 종일 길을 가면서 지렁이를 밟았는지 확인하듯 걷다가 발바닥을 뒤집어서 확인한다고 했다.

어릴 때 분리 불안증이 있어서, 엄마와 잠시라도 떨어지면 불안감을 느껴 입학을 앞두고 걱정을 많이 했는데, 다행히 엄마가 근무하는 이웃 학교에 아이가 배정받아 등교할 때도 같이 등교하고, 하교 시에도 엄마와 함께할 수 있었다.

입학 후 폭발적으로 올라왔던 증상이 그 상태에서 더 이상 나빠지지는 않았고, 소강기를 거쳐 약해졌다가 심해지기를 반복하던 차에, 친구 엄마의 소개로 겨울쯤 한의원에 내원했다.

종합 주의력 검사에서 억제 주의력 반응 시간이 저하로 떨어져 있었고, 간섭 선택력은 반응 시간 등 전 구간에서 저하와 경계로, 분할 주의력은 경계, 작업 기억력도 저하로 떨어져 있었다. 인지 능력 검사에서는 좌우뇌 균형이 상당 부분 어긋나 있었으며, 자극에 대한 반응도 평균에 비해 70% 이상 상승되어 있었다. 또한 뇌 기능 검사에서는 외부 자극이 주어졌을 때 예민하게 반응하는 것이 평균치 이상으로 많이 상승되어 있었으며, 감정이 정리되지 않고 잔상으로 오래 남아 있을 가능성이 높다는 결과가 나왔다. 평소에도 미리 당겨서 걱정하고 긴장할 수 있다는 결과도 함께 나왔다.

검사 후에 원장실에 들어왔는데, 아이가 잔뜩 긴장을 한 모습이었다.

엄마 옆에 꼭 붙어서, 아이에게 질문하면 엄마를 바라보면서 도와달라는 눈빛을 보냈다. 검사 결과를 설명하고, 생활 속에서 관리해야 될 부분을 권유하고 나서, 아이의 말을 경청하고, 아이가 말하고 있을 땐 중간에 끊지 말고, 끝까지 들어주며, 아이 말에 공감을 해주는 습관을 가져보자고 말하며 진료를 마치고 처방했다.

치료 1개월 경과

엄마가 상기된 모습으로 "원장님, 틱 증상이 정말 많이 줄었어요! 도대체 무슨 약을 쓴 거예요?"라고 물었다. 차근차근 체크를 해 보니, 팔꿈치 굽혔다 펴는 동작은 절반 정도로 줄었고, 배에 힘이 들어가면서 움찔거리는 것도 할 때는 몰아서 하는데, 많이 줄어들었다고 하는 등 예일 틱 증상 평가 척도(Yale Global Tic Severity Scale, YGTSS)가 감소돼 틱 증상이 개선되고 있음을 알 수 있었다. 첫 내원 시에 일러준 생활관리를 어떻게 하고 있는지 체크를 했는데, TV나 컴퓨터, 특히 핸드폰을 거의 안 보여주다시피 할 정도로 끊었고, 코를 세척하는 것도 처음에는 힘들었지만 1-2주 하다 보니 적응이 되어서 잘하고 있다고 했다. 무엇보다 TV와 핸드폰을 안 보다 보니, 아이와 얘기할 시간이 많아졌다고 한다. 아이가 어떤 말을 할 때, 무슨 말을 하려는지 중간에 알아도 끊지 않고 끝까지 들으려고 했고, 아이 말이 끝나면 "아, 그랬었구나."라고 공감해주고 있다고 한다. 그랬더니 아이가 덜 긴장하게 되고, 점점 불안해하는 모습이 줄어드는 것 같아 '내가 그동안 뭔가를 잘못하고 있었구나.'라는 생각을 했었다는 것이다.

치료 3개월 경과

증상은 점점 줄어들기 시작해서 눈 깜빡임, 얼굴 찡그림, 목을 돌리면서 앞으로 빼는 증상은 거의 보이지 않게 되었고, '음음' 소리도 어쩌다 한 번씩 긴장했을 때만 내는 것으로 많이 완화되었다.

치료 4개월 경과

지난 내원 시 치료 속도가 빨라 당초 계획보다 좀 더 일찍 마무리되겠구나, 라고 생각하고 있었는데, 이번 내원 시에 모든 증상들이 올라와 있는 것이었다. 특히 눈 깜빡임과 얼굴 찡그림은 다시 많이 생겼다. 유발원이 무엇인지 알기 위해서 언제부터 올라왔는지, 그 당시 어떤 일들이 있었는지, 비염이나 감기가 있었는지, 혼나거나 스트레스 받을 일이 있었는지, 너무 즐거워서 흥분한 일은 없었는지 등등 평소와 달라진 상황들을 체크하였으나, 별다른 일들이 없었다고 했다. 맥진상 긴장 맥이 분명 있는데, 이상하다 싶어 다시 복진을 하고, 진맥하는 사이 뜻밖의 말을 하는 것이었다. "원장님, 혹시 이런 것도 영향이 있을까요?"라며 조심스럽게 물었다. 맞벌이 부부다 보니 한 번은 남편이 아이를 데리고 한의원에 갔으면 해서 얘기를 나눴는데, 한의원에 내원하는 것으로 말다툼이 시작되어, 아이 앞에서 부부 싸움을 했다는 것이다. 그 이후 3주 동안 서로 말을 하지 않은 채 지금까지 그렇게 지내왔다는 것이다. 맥상에서 긴장 맥이 잡힌 것이 바로 그것 때문이었다. 아이의 상황을 좀 더 구체적으로 알기 위해 아이에게 질문을 했지만, 아이는 엄마 눈치만 볼 뿐 대답을 하지 않았다. 그래서 엄마는 잠시 대기실에 가 있으라 하고 아이와 단둘이 얘기를 나눴는데, 아이가 "나 때문에 엄마 아빠가 싸웠어요. 내가 안 아프면 안 싸웠을 거예요."라고 울면서 얘기를 하는 것이었다. "우리 ○○ 많이 속상했구나."라는 공감으로 시작해서, 아이의 속마음을 끄집어내기 위해 많은 시도를 했다. 20분 정도 시간이 지났을까? 아이와의 면담이 끝날 때쯤에는 언제 울었냐는 듯이 표현이 한결 밝아졌다. 말씀하신 상황으로 인해 뇌 신경계의 흥분에 영향을 주어 증상이 올라온 것이라 설명하고, 처방 구성에도 살짝 변화를 주었다. 걱정이 되어 1주일 뒤에 전화로 상황을 체크했는데, 원장과 아이가 둘이서 얘기한 그날 이후로 증상이 확 줄고 있는 게 보인다고 했다.

치료 5개월 경과

증상이 예전처럼 많이 가라앉았고, 거의 보이지 않을 정도로 안정적으로 유지되고 있으나, 증상이 어쩌다 한 번씩은 나타나 치료를 1달 더 하고 종결하였다.

틱은 여러 요소에 의해 발생되고, 증폭될 수가 있다. 유전적인 요인, 호르몬의 문제, 출산 시 뇌 손상, 사회 환경적인 요인, 심리적인 요인, 그리고 두뇌의 구조적인 이상과 기능적인 이상 등이 영향을 주는데, 이들 중 가장 유력한 원인으로 뇌 기능상의 불균형과 심리적 요인에 대한 수용성을 꼽을 수 있다. 정보는 오감을 통해 전두엽으로 들어와 전달되고 기저핵에서 수용하게 된다. 이때 자극에 대한 민감성의 문제가 개입하게 되며, 기저핵에서는 균형 잡힌 동작을 하도록 좌우뇌의 균형 등에 관여

한다. 이후로는 시상으로 정보가 흘러가서, 필요한 정보를 취사선택하여 운동 피질이 과하게 흥분되지 않게 조절하는 역할이 일어난다. 즉, 틱은 이런 전두엽, 뇌하수체 시상하부, 기저핵에서 일어나는 자극에 대한 민감성의 조절 문제와 뇌 기능상의 불균형이 복합적으로 만들어 내는 문제라 할 수 있는 것이다. 그래서 과도하게 아이가 긴장하여 틱 증상이 증악되는 경우에는 이러한 뇌 기능상의 제어력을 키우기 위한 치료가 시작된다. 여기에, 뇌 신경계의 흥분도를 조장하는 상황을 피하고, 정서적 안정을 위해 아이의 감정을 이해하고 공감하는 기술도 필요하다.

치료 사례 4
시청각 매체 노출로 틱장애가 심해진 환자

22세 남성
음성틱

다른 사람들이랑 같이 있을 때 '음음'거리는 증상이 있다. 대화하고 있을 때 상대방 말을 따라 하는 증상이 있다.

근육틱

혼자 있을 때 증상이 나타난다. 손가락을 자신도 모르게 움직이는 증상이 있다. 마찬가지로 자신도 모르게 발을 구르는 느낌이 있다. 눈 돌리는 증상이 있다. 보통 집중할 때 틱 증상이 생긴다.

초등학교 2학년 때 처음으로 증상이 생겼다. 틱으로 어릴 때 한약을 먹은 적이 있다. 유명한 양방 정신과에서도 오랫동안 양약으로 치료를 해오고 있다. 정신과 약을 오래 먹고 있는데도 치료가 안 되고 오히려 증상이 더 심해지고 있어서 최근 5-6개월 정도는 양약을 복용하지 않고 있다.

틱 이외에 다른 정신과적 문제를 겸하고 있는데, ADHD를 진단받고 어릴 때부터 관련 치료를 많이 했었다. 또한 사람들 눈을 쳐다보지 못하는 경향이 있으며 우울증이 있다. 특이 사항으로 애기 때 잠을 너무 못 자고 밤낮이 바뀌게 되어 수면제를 복용한 적이 있다. 비염이 심해서 비염 약을 오래 먹은 적이 있다.

현재 수면 상태가 좋지 않다. 잠에 들기가 쉽지 않으며, 잠을 들고 나서도 조그만 소리가 들리면 바로 일어난다. 작은 빛이라도 있게 되면 잠을 잘 자지 못한다.

음성틱과 근육틱이 같이 나타나는 양상으로 발병한 지 7년 정도가 되었다.

환자의 생활 습관을 관찰한 결과 2가지 좋지 않은 습관을 발견했다.

첫 번째는 야간 편의점 아르바이트를 하는 것이다. 어떤 병이든 치료가 잘 되기 위해선 낮에는 햇빛을 보고 몸을 움직이며 생활을 하고, 밤에는 잠을 자서 몸과 두뇌의 피로를 회복해야 한다. 그런데 상기 환자는 야간 아르바이트를 하며 낮밤의 리듬이 완전히 무너진 상태였다. 이 때문에 아르바이트 시간을 바꾸라고 지시했다.

두 번째는, 하루 5시간 이상 전자책을 본다는 것이다. 상기 환자는 무협지 소설에 빠져 하루 5시간 이상 전자책을 보고 있었다. 전자책을 본다는 것은 2가지 좋지 않은 점이 있다. 첫째는 전자책에서 나오는 파장이 두뇌를 자극시켜 틱 증상을 심하게 한다는 것이고, 두 번째는 전자책을 보는 자세가 일자 목을 유발하는 것이다. 이 때문에 전자책 대신 종이 책을 보라고 지시했고, 반드시 독서대를 사용해서 독서를 하라고 지시했다.

치료는 두뇌 흥분도를 낮춰주는 한약을 복용하게 하고, 뇌 신경 흐름을 원활하게 해주는 추나 요법을 주 1회 시행하였으며, 뇌 신경 안정에 도움이 되는 침 치료 또한 주 1회 시행하였다.

치료 1개월 경과

근육틱은 절반 정도, 음성틱은 30% 정도의 호전이 있었다. 전자책을 보는 습관과 야간 아르바이트는 그만두었으나, 게임이나 핸드폰을 하루 3-4시간 하고 있었다. 핸드폰이나 모니터 노출 또한 시청각 노출이므로 두뇌를 자극시켜 틱장애에 좋지 않은 영향을 끼친다. 반드시 게임과 핸드폰을 끊도록 지시하였다.

치료 2개월 경과

근육틱은 70% 정도, 음성틱은 절반 정도의 호전이 있었다. 처음 내원 시 환자는 지속적으로 음성틱 증상을 보이고 있었는데, 이제는 어느 정도 소리 내는 것이 컨트롤이 된다고 하였다. 게임을 계속 한다고 하여, 중단하기를 재차 지시하였다.

치료 3개월 경과

다시 증상이 심해졌다. 친구가 군대를 간다고 하여 며칠 밤을 새면서 게임을 했다고 한다. 이렇게 지속적인 시청각 노출이 있는 경우 두뇌 흥분도와 피로도가 가중되면서 틱 증상이 나타나는 경우가 많다. 요즘은 미디어 노출이 그 어느 때보다 많은 시대다. 하지만 이런 미디어 노출이 아이들 뇌 성장에는 악영향을 끼친다. 이 점을 항상 유의하여 아이들에게 미디어 노출이 과도하게 되지 않도록 해야 한다. 환자분께 '게임을 절대 하면 안 된다'라고 지시했고, 꼭 지킨다고 다짐을 받았다.

치료 4개월 경과

근육틱은 80% 정도, 음성틱은 60% 정도 호전이 있었다. 전자책이나 게임은 최근 들어 전혀 하지 않았고, 운동과 산책을 많이 한다고 한다. 꾸준히 이러한 생활 패턴을 유지하라고 지시했다.

치료 6개월 경과

근육틱은 거의 소실되었고, 음성틱은 70% 정도 호전이 있었다. 생활 습관에 특별히 지시할 사항은 없었다.

치료 8개월 경과

근육틱과 음성틱 모두 대부분 없어졌다. 환자분께는 재발 방지를 위해서 규칙적인 생활 습관을 당분간은 꼭 지키라고 말씀드렸고, 시청각 매체의 노출도 당분간은 자제하라고 지시하며 치료를 종결했다.

위 케이스에서 알 수 있는 점은 틱 증상이 있을 경우 시청각 매체에 대한 노출을 반드시 제한해야 한다는 것이다. 위 환자는 시청각 노출이 심해진 경우 증상이 심해졌고, 노출이 덜해지면 증상이 호전되었다. 따라서 아이가 틱 증상이 있다면 이 부분을 꼭 고려해야 한다.

치료 사례 5
이사와 전학 후 틱 증상이 심해진 아이

9세 남자아이

근육틱

본인도 모르게 눈을 깜빡이는 증상이 있다. 코를 찡긋거리고, 째려보거나 눈알을 굴리는 증상이 있다. 입술도 삐죽이듯 움직이고 목을 빼는 증상이 있다. 얼굴을 전체적으로 찡그리는 증상이 있다.

음성틱

5초에 한 번 정도 헛기침을 한다. 목이 불편하거나 가래가 없는데도 이런 증상이 나타난다. 감기에 걸린 것은 아니다.

상기 환자가 틱 증상이 나타난 지는 3개월 정도 되었다. 틱장애 증상이 있기 보름 전, 이사를 하면서 전학을 가게 되었다. 전학 등 낯선 환경은 아이에게 계속된 긴장을 일으켜 두뇌를 자극하게 된다. 많은 경우, 틱장애로 이어지기도 한다. 신학기가 되면 틱장애가 많이 나타나는 이유도 새로운 환경이 자극원으로 작용하면서 두뇌 신경을 많이 자극하기 때문이다.

위 환자는 음성틱과 근육틱이 혼재되어 나타나지만 증상이 1년을 경과하지 않았으므로 뚜렛이라 진단하지는 않는다. 또한 증상이 나타난 지 얼마 되지 않았고, 핸드폰, TV, 컴퓨터 등의 시청각 노출이 거의 없는 상황이었으므로 예후가 나쁘지 않을 것으로 예상되었다.

치료는 두뇌 신경을 안정시켜주며 틱 증상을 개선해주는 한약 치료와, 두뇌 신경의 흐름을 원활하게 해주는 추나 교정을 주 1회 시행하였으며, 학교나 원격 수업에서 접하는 시청각 매체의 노출 이외는 노출을 최소화하기를 지시했다.

치료 1개월 경과

허리를 빼는 증상과 얼굴을 전체적으로 빼는 증상은 소실되었으며, 눈을 깜빡이거나, 코를 찡긋거리거나, 눈알을 굴리거나, 입술을 움직이며 목을 빼는 증상은 비슷했다. 음성틱 증상도 처음과 비슷하였다.

치료 2개월 경과

입술을 움직이며 목을 빼는 증상, 눈알을 굴리고 코를 찡긋거리는 증상이 처음에 비해 절반 정도로 줄어들었으며, 눈을 깜빡이는 증상은 처음과 비슷했다. 음성틱 증상은 처음보다 30% 정도 개선되었다.

치료 4개월 경과

눈알을 굴리고 코를 찡긋하는 증상이 거의 소실되었으며, 눈을 깜빡이는 증상도 50% 정도 줄었다. 음성틱 증상은 70% 정도 개선되었다.

치료 5개월 경과

예기치 않게 이사를 하게 되었다. 1년도 안 되어 환자는 전학을 가게 되어 또 새로운 환경에 적응해야 하는 상황에 놓이게 되었다. 틱 증상이 갑자기 심해졌으며 처음 발생했던 음성틱과 근육틱 증상이 다시 생기게 되었다.

이렇듯 틱장애가 있다면 두뇌 신경을 흥분시키는 상황을 가급적 만들지 않는 것이 좋다. 상기 환자는 치료가 잘 이루어지고 있는 와중에 또다시 전학을 가게 되면서 두뇌 신경이 흥분되었고, 결국 이전만큼은 아니지만 모든 증상들이 다시 올라왔다.

치료 6개월 경과

입술을 움직이며 목을 빼는 증상, 눈알을 굴리고, 코를 찡긋거리는 증상이 다시 심해졌을 때에 비해 절반 정도로 줄어들었으며, 눈을 깜빡이는 증상은 다시 심해졌을 때와 비슷했다. 음성틱 증상은 처음보다 30% 정도 개선되었다.

치료 7개월 경과

눈알을 굴리고 코를 찡긋하는 증상이 다시 심해졌을 때에 비해 80% 정도 줄었으며, 눈을 깜빡이는 증상도 다시 심해졌을 때에 비해 30% 정도 줄었다. 음성틱 증상은 50% 정도 개선되었다.

치료 8개월 경과

눈알을 굴리고 코를 찡긋하는 증상은 보이지 않았으며, 눈을 깜빡이는 증상도 다시 심해졌을 때에 비해 80% 정도 줄었다. 음성틱 증상은 80% 정도 개선되었다.

치료 9개월 경과

눈을 깜빡이는 증상을 포함한 근육틱 증상과 음성틱 증상이 대부분 소실되어 치료를 종결하였다.

상기 환자는 치료 중간, 이사 5개월 만에 다시 이사를 가지 않았다면 6개월 이내에 치료 종결이 예상되었던 환자다. 하지만 중간에 반복된 이사라는 사건으로 인해 두뇌 신경의 예민도가 올라가면서 치료 기간이 예상치 않게 길어지게 되었다.

치료 사례 6
비염과 함께 심해진 틱 증상. 코 세척도 도움이 된다

11세 남자아이

아이는 마른 체형에, 엄마가 한마디하면 날카롭게 반응하는 예민한 아이였다. 1년 전부터 눈 깜박임과 눈동자 굴리기, 어깨 들썩거림, 고개 끄덕임 등의 근육틱 증상과 낑낑대는 소리와 '음음' 거리는 소리, 그리고 간헐적으로 돼지 소리와 비슷한 소리를 내는 음성틱 증상이 있었다. 일상생활 중에도 관찰이 되지만 책이나 TV를 볼 때는 눈 깜박임과 어깨 들썩임, 음음 소리가 확연히 심해진다고 했다.

키는 또래 아이들과 비슷하였으나, 마른 체형이라 체중은 상대적으로 적었다. 검사할 때 검사자와 시선을 맞추고 설명을 주의 깊게 듣는 듯하였으나, 검사 방법에 대한 이해 정도를 질문했을 때 대답을 하지 못하거나 다시 되묻는 경우가 있었다. 또한 컴퓨터로 검사를 하던 중 배를 움찔거리거나 얼굴을 전체적으로 찡그리는 모습도 관찰되었다.

이후 본격적인 문진이 시작되었는데, 처음 틱이 관찰된 것은 7살 때부터라고 했다. 당시 눈 깜박임과 코 훌쩍임이 있었는데 코 막힘과 함께 나타났기에 대수롭지 않게 생각하고 넘겼다고 한다. 초등학교에 입학하고 나서 얼마 되지 않아 눈 깜빡임과 코 훌쩍임이 많이 심해졌지만, 알레르기성 비염이 있었던 터라 비염이라고만 생각을 했었다고 한다. 하지만 이번엔 이비인후과 치료를 3주 넘게 했음에도 눈 깜박임과 코 들이마심과 코 훌쩍임은 좋아지질 않았고, 오히려 '음음' 소리와 눈동자를 굴리는 증상이 보이기 시작했다는 것이다. 그런데 특징적인 것은 아이의 틱 증상이 코 막힘이 있는 날은 유독 더 심해진다는 것이다. 꽃가루가 날렸던 3-4월에는 코 막힘이 생기면서 눈 깜빡임, 코 훌쩍임, '음음' 소리가 심했다고 한다.

알레르기성 비염은 항원에 노출되면 면역 항체가 생산되고, 이 항체가 비만 세포와 결합되어 이후 같은 항원에 노출되었을 때 화학 물질이 분비되면서 재채기, 콧물, 코 막힘을 유발하여, 외기를 차단하고자 하는 보호 반응이 나타나게 된다. 이에 따라 인체에 공급되는 산소량이 부족해지고, 정상적인 두뇌 활동을 방해하게 된다. 이로 인해 주의 집중력도 떨어지게 되며, 두통과 짜증이라는 감정적인 동요를 일으키게 된다. 비염이 오래된 사람의 경우 예민함이 평균치보다 높은 경우를 왕왕 보게 되는데, 이러한 상황이 반복되면서 성격 형성에도 영향을 주고, 두뇌의 민감도를 상승시키는 매개체로 작용했을 가능성이 높다.

안구는 전두동, 사골동, 상악동, 접형동으로 둘러싸여 있는 부비동이라는 빈 공간으로 싸여져 있다. 눈물이 24시간 계속 분비되어 안구를 촉촉하게 적시게 되는데, 이때 남은 눈물들이 흘러 콧속으로 연결되는 눈물관을 거쳐 내려간다. 즉 코와 눈은 연결되는 통로가 있어, 코의 병이 눈 쪽으로, 눈의 병이 코 쪽으로 영향을 줄 수 있다. 알레르기성 비염에 의해 알레르기성 결막염이 유발되기도 하고, 안구 건조증을 심화시켜 눈 깜빡임을 악화시킬 수 있다는 것이다.

처방 구성에 알레르기성 비염에 대한 부분을 보완하기로 하고, 우선 코 세척을 하도록 권유했다. 코 세척은 생리 식염수를 이용해 염증성 질환을 가라앉히고 분비물을 제거하는 효과가 있으며, 아울러 삼투압 원리에 따라 붓기를 가라앉히기도 한다. 또한 섬모의 기능을 강화시켜 이물질의 배출을 도와준다. 하루에 2회씩 매일 하도록 했는데, 코 세척 후 2주가 지나고부터 코 훌쩍임과 눈 깜빡임의 증상이 조금씩 줄어드는 변화가 생겼으며, 특이한 점은 코 세척 이후 코로 하는 호흡이 원활해지면서 짜증도 줄기 시작했으며, '음음' 소리도 줄어들고, 눈동자 굴리기 등 틱 증상의 강도가 약해졌다는 점이다. 이후 한약과 두뇌 훈련으로 틱 증상은 거의 눈에 띄지 않을 정도로 호전되어 치료를 종결하였으나, 코 세척은 이후에도 계속하고 있다고 했다.

코 세척을 할 때 주의할 점이 있는데, 우선은 생리 식염수 이상의 농도로 장기간 세척을 하게 되면 점막 손상을 야기할 수도 있다는 점이다. 두 번째는 코 점막 뒤쪽에 위치한 이관으로 코와 귀가 연결되어 있는데, 어린 나이에는 이관이 수평으로 되어 있어 이관을 통해 코를 세척한 물이 분비물과 함께 귀로 넘어갈 수도 있다는 것이다. 물론 나이가 들면서 만 10세까지 이관의 기울기가 서서히 점점 경사지게 되어, 만 10세가 넘어가면 코 세척 시 이관을 통해 분비물이 넘어가 중이염을 유발시킬 가능성이 많이 낮아진다. 하지만 만 10세까지는 코 세척하는 도중에 귀가 먹먹해지거나 귀가 막히는 느낌이 나면 무리하게 세척을 강행하지 말고 며칠의 휴지기를 가지는 것을 권유한다.

치료 사례 7
게임을 할 때 손목과 발목을 꺾는 환자

11세 남자아이
엄마와 함께 내원했는데 아이가 하고 싶어 하는 것을 모두 허용하는 타입이었다. 컴퓨터 게임을 많이 하는데 그때마다 오른쪽 손목과 발목을

'우드득' 소리가 나도록 꺾는 증상이 있었다. 아이는 그런 행동을 안 하고 싶은데 억지로 참을 수는 있지만 찜찜함이 생긴다고 했다. 그래서 그러한 찜찜한 느낌(전조 감각 충동)을 해소하기 위해서 손목과 발목을 꺾는다고 했다. 음성틱 증상으로는 음식을 먹을 때 '음음' 하는 소리가 있었다. 초등학교 입학할 때 고개를 끄덕거림이 있었다. 학교생활에 적응이 되고 나니 없어졌지만 새 학기가 시작되면 또 다른 틱 증상이 나타났다가 없어지곤 했었다. 잘 때 빼고는 항상 틱 증상이 보인다고 했다. 아직 혼자 자는 것을 무서워하며 어릴 때는 새벽에 더 자주 깼다. 소리에 예민한 편이다. 태어날 때 칠삭둥이로 1.5kg이었다고 했다. 원래는 마른 편이었는데 2년 전부터 잘 먹어서 살이 많이 쪘다. 살이 갑자기 많이 찌면서 음성틱이 올라오는 경우가 있기 때문에 식습관 조절을 티칭하였다. 가족 관계에서 다섯 살 터울의 누나가 성격이 강한 편인데 환자는 소심하고 여리고 유순한 편이라 누나를 무서워한다고 했다. 컴퓨터 게임과 스마트폰 동영상 시청을 제한 없이 하고 있었다. 환자의 틱 증상에 대해서 누나가 지적하거나 혼내는 것을 못하게 하고 게임을 금지하라고 티칭하였다.

치료 1개월 경과
보호자 어머니의 표현으로는 틱 증상의 변화가 전혀 없다고 했다. 누나가 보기에 환자가 한약을 먹고 있으니 치료받는다는 생각에 안심하고 게임도 줄이지 않고 틱 증상도 일부러 더 편하게 많이 하는 것 같다고 했다. 다시금 게임을 금지하도록 티칭하였다.

치료 2개월 경과

발목을 꺾는 증상의 횟수가 줄어들고 있으며 손목을 꺾는 증상의 횟수는 변화가 없다고 했다. 하지만 차를 타고 이동하는 동안에 원래라면 여러 번 했을 상황이었음에도, 꺾는 동작을 한 번도 안 한 적도 있었다고 했다.

치료 4개월 경과

어느 순간에 모든 증상이 거의 안 보일 때도 있다고 했다. 증상이 안정되면서 방심을 하게 되기도 했고 치료를 지속하면서 한약을 복용하는 데 어려움을 호소하여 제대로 복용하지 않고 하루에 한 번만 먹기도 했다. 한약 복용을 하지 않고 있었더니 다시 증상이 올라온다고 했다. 스마트폰 사용 시간을 제한하기 힘들다고 호소했다. 두 시간 반 정도 사용하고 있었다. 치료가 완료되기 전에 방심하면서 스마트폰 사용 시간 관리가 잘 되지 않은 것이 문제임을 인지시키고 다시 치료에 집중하도록 티칭했다.

치료 5개월 경과

틱 증상이 지속되다가 일주일 전부터 줄어들고 있다. 발목을 꺾는 동작은 거의 하지 않고 손목을 꺾는 동작은 횟수가 절반 정도로 줄어들었다고 했다.

치료 6개월 경과

틱 증상이 평소에는 보이지 않고 자기 전과 아침에 일어났을 때 발목을 꺾는 동작을 한 번 정도씩 한다고 했다. 게임을 사용하는 시간을 줄이기 힘들다고 호소했다. 증상이 호전되고 있는데 게임하는 시간을 줄이지 못하여 틱 증상이 반복되고 있으니, 한 달 동안은 게임 시간을 반드시 줄여서 경과를 제대로 파악하기로 했다. 한 달 뒤 경과 파악 후에 재검사를 실시하기로 했다.

치료 7개월 경과

증상이 다시 심해졌다가 안정되고 있다. 게임을 줄이지 못하고 있었다. 틱 증상이 안정되지 않아서 재검사를 보류했다.

치료 8개월 경과

어쩌다가 한 번씩 틱 증상이 있을 정도로 호전되었지만 게임은 하다 안 하다를 반복하고 있었다.

치료 10개월 경과

2달 전에 처방받은 한약을 먹다 말다 하면서 소홀히 복용했고 2주 정도 전에 한약 복용이 끝났다.

손목을 꺾는 동작을 하지 않는다. 발목을 꺾는 동작은 한 번씩 한다.(100% → 10% → 30%) 치료 마무리가 지지부진한 이유를 알고 보니 보호자 어머니는 아이가 원하는 것을 모두 허용하는 타입으로 게임 시간을 단호하게 제한하지 못하였고, 아버지는 가만히 두면 크면서 저절로 낫는 것을 괜히 돈만 들인다며 한약 치료를 못하게 하는 상황에서 어머니 혼자 고군분투 중이었다. 마무리가 아쉬운 경우였다.

치료 사례 8
욕설틱, 외설틱으로 폭행까지 당해

18세 남자 고등학생

8세 때 눈 깜빡임을 시작으로 정신과에서 6-7여 년간 치료를 받았으나, 갈수록 조금씩 증상이 악화되어 최근에는 걷잡을 수 없을 정도로 심각해진 상황이었다.

주 증상은 5-10초 간격으로 나타나는 얼굴 찌푸림, 온몸에 순간적으로 힘이 들어가는 것, 조용할 때 나타나는 나지막한 욕설틱, 외설틱, 그리고 대화 중 갑작스럽게 큰 소리로 단어를 발음하는 증상이 있었다.

첫 내원 당시, 상담 중에 깜짝깜짝 놀랄 정도로 심한 음성틱 증상을 확인할 수 있었다. 길거리에서 틱 증상에 대한 오해로 행인에게 폭행을 당한 일, 버스에서 시끄럽다고 내리라고 종용당하는 일 등, 보호자들 역시 그동안 있었던 일화를 쉴 새 없이 꺼내면서 눈시울을 붉힐 정도로 그간 틱 증상으로 인해 환자 본인뿐 아니라 가족 모두가 심각한 고통을 받고 있는 상황이었다.

다행인 것은, 그래도 학교와 주변의 배려를 통해 원활한 학교생활을 하고 있고 환자 본인도 굉장히 밝은 성격을 가지고 있다는 점이었다. 그동안의 오랜 정신과 치료에도 불구하고 증상이 호전되지 않아 좌절하고 분노의 감정을 느낄 수도 있는 상황이었지만, 좋아질 수 있을 거라는 믿음을 가지고 적극적인 태도로 치료에 응하려는 모습이 인상적이었다. 다만, 이런 이상하리만큼 밝은 모습은 실제 성격이 아닌 사회적으로 문제를 겪으면서 생긴 자기 보호 기전의 일종일 수 있기에 유의 깊은 관찰과 상담이 필요할 수 있음을 체크해 두었다.

식욕, 소화 등에는 별다른 문제가 없으나 변비가 좀 있다고 하였다. 갈증을 자주 느끼며, 조금만 덥거나 답답하다는 느낌을 느끼면 땀을 비 오듯이 흘리는 증상이 같이 나타난다고 하였다.

복진상 거안, 흉협고만, 심하비 등이 나타남을 확인하였고, 맥상과 증상을 토대로 간풍내동, 간기울결의 변증으로 진단하고 처방하였다.

치료 1개월 경과

아직까지 증상에 있어 별다른 변화는 없는 듯하다고 했다. 가슴이 답답한 느낌은 조금 좋아진 것 같다고 했다.

치료 2개월 경과

본인은 큰 변화를 느끼지 못하지만 주변 친구들이 소리 내는 빈도와 세기가 좀 줄어들었다는 말을 했다고 한다. 호전 반응으로 판단하고 동일 처방으로 용량을 증량하여 처방하였다.

치료 4개월 경과

근육틱 증상은 많이 줄어들었다고 느낀다고 얘기했다. 이전에는 수업 중에 책상을 걷어차는 일들이 종종 있었는데, 최근 들어서는 한 번도 없다고 했다. 다만 음성틱에서는 큰 변화를 느끼지 못했고, 주변 사람들 역시 지난번과 비슷하다고 이야기한다고 했다. 보호자들은 집에서 보기에도 증상이 조금씩 완화되는 모습이 보여, 희망이 보인다며 한의학적 치료에 대해 신뢰한다고 했다. 다만, 환자 본인의 경우 얼마 전부터 우울하고 의기소침한 모습을 보이며 복약을 제대로 하지 않는 경우도 종종 있었음을 확인하여 별도로 상담을 진행하였다.

장시간의 상담을 통해 환자의 고충을 이해할 수 있었다. 본인의 증상에 대해 이해해주고 지지해주는 선생님이 한 분 계셨는데, 그 선생님이 다른 동료 교사들과 본인의 증상을 흉내 내면서 조롱하고 성가시다는 이야기를 하는 것을 엿듣고 충격을 받았다는 것이었다. 그 뒤로는 사람들이 모두 가식적으로 느껴지고, 본인이 쓸모없는 인간이라는 생각이 든다고 말했다. 다른 신경 정신과 질환들과 마찬가지로 틱장애도 심리적 안정이 바탕에 깔려 있어야 하기에, 상담이 중요한 역할을 한다. 사회활동에서 벌어지는 다양한 관계와 그 양상이 강력하고도 지속적인 스트레스를 발생시켜 질환을 유발, 악화시킬 수 있기 때문이다. 따라서 환자와 교감을 바탕으로 적절한 해결 방안을 찾고 마음가짐을 새롭게 하는 것은 중요한 일이다. 이런 부분을 무시한 채로 처방에만 집중하게 된다면, 밑 빠진 독에 물을 붓는 일이 될 수 있음을 기억해야 한다.

대처 방안을 함께 모색하고, 조금은 냉정하고 이성적으로 현재의 상황을 해석하고, 마음을 다스리는 방안을 강구함으로써 불필요한 자기 비하에 빠지지 않도록 하였고, 다시금 치료 의지를 재고할 수 있었.

처방도 현재의 증상에 맞게 시호제의 처방으로 전방하고 일부 약재를 가감하여 처방하였다.

치료 7개월 경과

외설틱은 사라진 상태로, 전체적으로 근육틱은 60%, 음성틱은 50% 정도 호전되어, 틱 증상의 빈도와 증상의 세기가 모두 많이 약해지고 있는 상태라고 했다.

치료 10개월 경과

새로 알게 된 학원 친구가 왜 이렇게 기침을 자주 하냐고 물어서 음성틱 증상 때문에 치료받고 있다고 대답했다고 한다. 그런데 틱인 줄은 몰랐다고 친구가 이야기해서 날아갈 듯이 기분이 좋았다고 얘기했다. 현재 근육틱은 눈 깜빡임과 한 번씩 배에 꿀렁하고 힘이 들어가는 것이 남아 있는 상태이고, 음성틱은 헛기침하듯 소리를 내는 것과 '음음' 하는 소리를 내는 것으로 많이 완화된 상태다. 수업 중에는 참는 것이 가능해져서 위화감을 조성하는 일은 거의 없다고 한다. 다만, 흥분하게 될 일이 생기면 증상이 조금 튀는 것은 있다고 했다.

치료 12개월 경과

증상이 완전히 사라진 것은 아니나, 눈 깜빡임과 '음음' 하고 작게 소리를 내는 것만 남아 있다고 한다. 증상을 적절한 때에는 통제하는 것이 가능해졌고 흥분하거나, 편한 상황에서만 증상이 조금씩 보인다고 했다. 한 달에 한 번씩 내원하여 증상 상황을 관찰하기로 하고 치료를 종결했다.

치료 사례 9
아빠가 엄한 편이라 아빠 앞에서는 긴장을 하고, 틱이 심해졌던 케이스

8세 남자아이

코 찡긋거림과 딸꾹질하듯 숨을 윽! 하고 들이마시는 소리를 내는 것을 주소증으로 내원하였다.

첫 증상은 눈 깜빡임과 코 찡긋거림으로 시작되었는데, 증상 발현 당시 알레르기 증상으로 판단하고, 알레르기 치료를 6개월 정도 하였다고 한다. 실제로 내원하는 환자들 중 틱 증상을 결막염이나 비염으로 오해하고 진료를 받다가 호전되지 않아 내원하는 케이스가 적지 않다.

가정에서 보호자가 아이의 증상을 판단하기보다는 의료 기관에서 상담을 받는 것이 중요하다. 6개월쯤 지난 현재는 눈 깜빡임은 특별히 심하게 보이지 않으나, 코를 찡긋하는 것과 딸꾹질하듯 소리 내며 숨을 들이마시는 증상이 너무 심해져서 내원하게 된 상황이라고 했다.

아이가 별다른 문제 행동을 하지 않는데도 불구하고, 문진하는 내내 환아의 아빠는 아이에게 굉장히 고압적이고 차가운 태도로 일관하며, 손을 들어 올리며 아이를 위협하는 제스처를 취하는 모습까지 볼 수 있었다. 실제로 엄마와 따로 이야기를 나눌 때, 틱이 발현되기 전에 아이가 하고 싶어 하지 않는 야외 활동이나 스포츠 등을 강제로 시킨다든지 훈육할 때 체벌이나 손찌검을 하는 일이 간혹 있었다는 이야기를 듣게 되었다.

소화에 문제가 있고, 잘 때 식은땀을 흘리는 도한증이 있으며 깜짝깜짝 놀라는 일이 많다고 하였다. 실제로 복진상 희안을 확인할 수 있었으며,

촉진하려 할 때 잔뜩 몸을 긴장하며 화들짝 놀라는 반응도 볼 수 있었다.

심담허겁의 변증으로 진단하고 처방하기로 결정하고, 치료 시작과 동시에 환아의 아빠에게 아이의 증상에 대한 보호자의 태도와 대응 방식을 따로 자세하게 설명하였다. 사실 이 문제는 민감한 문제일 수밖에 없다. 자식의 훈육 방식에 대한 충고를 타인에게 듣는 것은 결코 유쾌한 일이 아니기 때문이다.

실제로 이야기를 할 때도, '내 아이이기 때문에 내가 가장 잘 알고, 그런 부분은 알아서 잘 절제하기에 걱정 안 해도 된다.'라는 대답을 들을 수가 있었는데, 의사 입장에서 이 부분에 대해 100% 확신이나 다짐을 받아야 한다는 욕심이나 불안감을 가질 필요는 없다고 생각한다. 치료의 연속성이라는 측면에서, 환자뿐만 아니라 환자의 보호자와도 적당한 라포를 형성하는 것은 중요한 과제이고, 불필요한 참견이나 가르치려 한다는 인상을 받게 하는 것은 오히려 역효과가 날 수 있기 때문이다.

이런 식으로 언급할 수 있는 기회를 가지는 것만으로도, 기존 훈육 방식에 대한 환기를 할 수 있기에 너무 욕심을 부릴 필요는 없다.

치료 2주 경과

기존에 없었던 증상(목을 까딱까딱 하면서 흔드는)이 생겨났다고 한다. 보호자는 치료를 하면서 더 안 좋아진 것 같다고 걱정했다. 틱장애의 특징 중 하나로 증상이 빠르게 전변하고, 호전과 악화를 반복할 수 있다는 것을 설명하고, 좋은 반응이든 나쁜 반응이든 아직 나타나기에는 이른 감이 있으니 좀 더 지켜보자고 설득했다.

치료 1개월 경과

딸꾹질하듯 소리 내는 것의 빈도가 조금 줄어들었다고 했다. 약 먹는 것을 힘들어한다고 하여 농도 증량은 하지 않았다.

치료 2개월 경과

코 찡긋하는 틱과 음성틱 모두 50% 이상은 좋아진 느낌이라고 했다. 고개 끄덕임은 최근 들어서는 전혀 보이지 않는다.

환아 엄마와의 상담을 통해 최근에는 아이와 아빠 사이가 많이 좋아져서 함께 시간을 자주 보내고, 아빠도 무리한 활동은 시키지 않는다는 것을 알게 되었다. 예전에는 같이 TV를 보다가 별것 아닌 화면 전환에도 깜짝깜짝 놀라곤 했는데, 최근에는 그런 것은 잘 안 보인다고 하였다. 여전히 혼자 화장실에 가는 것은 무서워한다고 했다.

치료 3개월 경과

열 감기가 심해서 내과 병원에서 치료를 받았는데, 열은 내렸지만 틱 증상이 악화되어 지난달과 비슷한 것 같다고 했다. 특정 질환이나 약물 자극에 의해 민감해지면서 일시적으로 증상 발현이 심해지고 악화될 수 있으나, 이런 류의 외부 요인에 의한 문제는 외부 요인이 제거되고 나면, 지속적인 반응으로 이어질 가능성은 낮으니 지켜보자고 설명했다. 실제로 1주가 채 되지 않아 증상은 빠르게 가라앉았다고 한다.

치료 4개월 경과

근육틱(코 훌쩍임), 음성틱(딸꾹질하는 듯한 소리를 내면서 숨을 들이

마시는 것) 모두 보이지 않는다고 한다. 진료 중 관찰 시에도 별다른 소견은 보이지 않았다. 증상이 다시 올라올까 불안하다며 한약 복용을 한 달만 더 하고 싶다고 하여 추가 처방하고 치료를 종결하였다.

치료 종결 6개월 후

신학기가 시작되면서, 심하지는 않지만 코 찡긋하는 증상이 다시 조금 보여 혹시나 하는 마음에 재내원하였다. 2차례의 침 치료를 하였고, 이후 다시 증상이 가라앉아 치료 종결하였다. 이후 6개월마다 총 2년 간 안부 전화를 통해 추적 조사를 하였는데 별다른 문제 없이 잘 지내고 있는 것이 확인되었다.

치료 사례 10
부부 싸움으로 심해진 틱 증상, 부모의 행동 변화 노력도 필요

6세 남자아이

한 달 전 눈 깜빡임이 보였지만 대수롭지 않게 생각하고 넘겼다. 며칠 후 얼굴을 자꾸만 찡그리고 음음 하는 소리를 내뱉었고 증상이 지속되어 한의원에 내원하게 되었다.

증상이 시작된 한 달 전 특별한 일은 없었다고 한다. 원래대로 유치원과 학원에 다녔고, 틱이 의심될 때부터 모니터에 대한 노출을 관리하고 있다고 했다. 그 전에도 하루에 30분 정도 만화를 한 편 정도 보는 수준이라 많이 보는 편은 아니었다고 한다. 가끔 코감기에 걸리면 그때마다 병원에서 처방을 받았다. 최근 코 막힘과 콧물로 인한 불편함은 없었다고 했다.

설문과 심리 검사상 불안과 긴장도가 높았다. 공격성과 과잉 행동은 관찰되지 않았다. 어렸을 때 분리 불안이 있었고, 가끔 코감기에 걸린다. 복부 탄력도 중간 이하, 늑골 둔각, 희고 뽀송한 피부, 심하부와 중완부 압통, 복직근이 말랑하지만 확인되었다. 협륵부 압박 시 답답함, 흉부 압박 시 답답함을 호소했으며, 딸기 혀, 빳빳하고 가는 맥상이 관찰되었다. 대변은 모양 잡힌 변을 하루 1번 누며 눌 때 큰 불편은 없다. 소변은 1-4회 정도이며 잔뇨감은 없다. 소화가 안 되진 않지만 입이 짧고 잠귀가 밝고 중간에 한 번씩 깨는 날이 있다.

기관지에 불편함이 없고, 모니터에 노출되는 시간이 길지 않으며 최근부터 관리에 들어간 상황이었다.

선천적으로 예민한 성격으로 특별한 사건이 없어도 일상에서의 불안, 긴장이 틱을 유발했을 가능성이 있을 것이라 판단되었다.

치료 2주 경과

첫 내원 시의 증상을 100%라고 하면 2주 뒤의 눈 깜빡임은 80%, 얼굴 찡그림은 70% 정도로 좋아졌다.

'음음' 하는 소리는 100%로 변화 없이 유지 중이며, 모니터 노출과 음식 관리가 잘 되고 있다. 특별한 사건은 없었다고 한다. 상담 시 아이가 한숨을 쉬는 것이 보여 이에 대해 물었을 때 숨이 깊게 안 쉬어진다고 답했다. 음성틱은 그대로지만 근육틱이 호전되는 것이 보인다. 대소변엔 큰 변화가 없고 소화력은 비슷하며, 한 번씩 깨는 것은 여전히 가끔 있다. 동일 처방을 이어가고 가슴이 답답한 증상이 보여 일부 약재를 추가하고 증량하여 처방했다.

치료 4주 경과

근육틱은 지난번과 비슷한 수준으로 유지, 눈 깜빡임 80%, 얼굴 찡그림 60-70%로 줄었다. 음성틱이 120%까지 올라갔다가 다시 좋아져 지난 내원과 비슷한 상황이다. 숨이 깊게 안 쉬어지는 것은 비슷하다고 했다.

지속적인 한숨에 대해 부모 상담 결과 내원 전부터 있었던 것으로 확인되었다.

상담을 이어간 결과 환아 부모의 부부 싸움이 잦았다고 한다. 3년 전부터 부동산 투자 문제로 부부 싸움이 지속됐으며 아이 앞에서 싸우는 경우가 많았다. 부부 싸움 시 아이는 귀를 막는 모습을 보이며 '그만'이라고 소리를 지른다고 했다. 상담 중 가족사를 꺼내기 쉽지 않았으리라 생각된다. 하지만 솔직한 상황 전달이 환아의 틱장애 치료 방향 설정과 환경 조성에 도움이 된다.

어린 시절 부모의 부부 싸움은 아이에게 전쟁과도 같은 공포를 준다고 한다. 우리나라에 전쟁이 일어났을 때를 생각해보자. 삶의 터전은 폐허가 되고, 의지할 곳 없는 상황으로 불안을 느끼게 된다. 아이들은 부모가 나라이며 안식처이다. 그런 부모가 싸움으로 의지할 자리를 망가트려 버린다면 아이는 전쟁과 같은 공포를 느끼게 된다. 환아의 부모에게 틱칭과 함께 간기울결이라는 변증에 따라 처방을 바꿨다.

치료 6주 경과

전반적으로 절반 수준으로 좋아졌다. 근육틱 눈 깜빡임 40%, 얼굴 찡그림 30%. 음성틱은 60% 정도로 줄었다. 숨이 깊게 안 쉬어지는 것도 조금 편해진 것 같다고 했다.

아이의 엄마는 지난 상담 이후 남편에게 부부 싸움이 아이에게 불안, 긴장을 유발할 수 있다는 내용을 공유했고, 그 이후 최대한 싸우는 모습을 보여주지 않으려 노력하고 있지만 자제하지 못할 때도 있다고 했다. 몇 년간 서로에게 서운함, 분노가 쌓여 있는 상태라 당장 쉽지는 않겠지만 서서히 싸움을 줄여 대화로 풀 것, 싸우게 되더라도 아이가 없는 곳에서 해줄 것을 설명하며 처방은 그대로 유지했다.

치료 8주 경과

지난번보다 더 좋아졌다. 근육틱 눈 깜빡임은 30%, 얼굴 찡그림 20%, 음성틱은 40% 정도로 줄어들었다. 숨이 깊게 안 쉬어지는 것이 약간 남아 있는 상태이다.

부부 싸움을 되도록 안 하고 대화로 풀려고 노력 중이며, 아이에게 안 보이도록 잘 때 얘기하거나 나가서 얘기하고 있다고 한다. 증상의 호전이 보여 4주 처방하고 4주 후에 내원하기로 했다.

치료 3개월 경과

지난번보다 더 좋아졌다. 근육틱 눈 깜빡임 10-20%, 얼굴 찡그림 0-5% 정도로 가끔씩 보인다. 음성틱은 10% 정도로 소리도 작아졌으며 숨이 깊게 안 쉬어지는 것도 잘 못 느낀다고 했다. 중간에 깨는 날이 거의 없어졌고, 대변을 조금 더 시원하게 본다. 밥을 조금 더 먹는 날도 있지만 대체로 비슷하다. 소화에는 별다른 문제가 없었다.

치료 5개월 경과

중간 검사를 했는데, 설문, 심리 검사상 불안과 긴장도가 처음보다 낮아졌다. 복진상 심하부와 중완부 압통, 복직근이 말랑하게 잡히고, 협륵부 압박 시 답답함, 흉부 압박 시 답답함이 가벼워지고 있음을 확인했다. 딸기혀, 맥상도 약간 부드러워졌다. 증상은 거의 보이지 않으며, 가끔 눈 깜빡임이 하루에 3-4번 보이지만 문제될 수준은 아니다. 얼굴 찡그림과 음성틱, 한숨 쉬기가 사라졌다. 마무리 단계에 들어가기로 하고 4주 처방을 1번 더 하고 마무리하기로 했다.

치료 6개월 경과

증상은 안 보였으며, 한 달 동안 1-2번 관찰되었지만 문제될 수준은 아니었다. 마무리를 위해 보험제 가미소요산 2주 처방하고 2주 동안 아무것도 먹지 않고 한 달 뒤에 내원하기로 했다.

치료 7개월 경과

보험제까지 먹고 2주 동안 아무것도 먹지 않고 안정 상황을 유지해 치료를 종결했다.

부부 싸움으로 인한 아이의 스트레스, 불안, 긴장, 정서적 불안정으로 틱 증상이 유발되었으나, 그에 따른 처방과 부모의 행동 변화 노력으로 증상이 호전, 마무리된 케이스이다.

치료 사례 11
둘째가 태어나면서 첫째가 틱이 생긴 사례

6세 남자아이

한 달 전부터 눈 깜빡임이 시작되었고, 그 밖의 증상은 없었다. 원래부터 겁이 많고 예민한 성격이다. 눈 깜빡임이 매우 심하고 지속적으로 보인다.

6개월 전 동생이 태어나면서 엄마가 동생에게 신경을 많이 쓸 수밖에 없는 상황이다. 얼마 전부터 나이보다 어린 행동을 보이고, 엄마에게 애정 요구가 더 많아졌다.

틱을 유발하는 요인 중 하나가 동생의 출산이다. 아이에게 부모는 전부인 존잰데, 첫 동생이다 보니 동생이라는 개념도 없고, 부모의 사랑을 빼앗겼다고 느끼게 되면서 불안도가 높아질 수밖에 없는 상황이다. 원래 겁이 많고 예민한 성격이라면 더더욱 크게 받아들였을 가능성이 높다.

동생 출산 후 퇴행 행동을 보이며 나이보다 어리게 행동하는 것은 동생이 태어난 아이들의 자연스러운 반응이다. 불안도를 낮추는 치료가 필요하며, 첫째에게 둘째 육아에 대한 역할을 주면서 '동생'이라는 개념을 가르쳐줄 것, 사랑한다는 표현을 많이 해줄 것을 강조하고, 동생보다 너를 더 사랑해 정도의 거짓말은 괜찮다는 설명을 했다.

설문과 심리 검사상 불안과 긴장도가 높았으나, 공격성과 과잉 행동은 관찰되지 않았다. 복부 탄력도는 중간 이하, 늑골 예각, 누렇고 땀이 있는 피부이며, 심하부와 중완부 압통, 복직근이 말랑하지만 촉지되었다. 흉협부 압박 시 답답함을 느끼지만, 흉부 압박 시 불편해하지 않고 오히려 좋아했다. 대변은 2-3일에 한 번, 단단하고 오래 걸리며 소변은 1-4회로 잔뇨감 없이 잘 본다. 입이 짧고 찬물을 좋아하며 더운 것을 싫어한다.

친척 아이가 심한 틱 증상이 있는데, 아이도 틱이 심해질까 걱정돼서 치료를 시작하기로 결정하였으며, 모니터 노출을 금지하기로 아이와 약속했다. 동생의 출생과 선천적으로 예민한 성격이 틱을 유발했을 것으로 판단되었다.

치료 2주 경과

일부 증상이 호전되었다. 눈 깜빡임이 80%까지 좋아졌으며, 눈을 감는 강도도 약해진 것 같다고 했다.

치료 1개월 경과

눈 깜빡임이 50%까지 좋아졌다. 중간 휴지기가 길어졌다고 한다. 호전 반응이 괜찮아 4주 처방하고, 4주 후에 내원하기로 했다.

치료 2개월 경과

눈 깜빡임은 10-20% 정도 남은 것 같은데, 긴장 상황에서만 보인다고 했다. 가족들을 제외한 다른 사람은 모를 정도이다. 유치원에서는 선생님이 거의 안 보인다고 했다. 집에서 퇴행도 거의 안 보인다고 한다.

치료 3개월 경과

증상이 거의 없어졌으며, 눈 깜빡임은 0-5%로 일주일에 1-2번 정도 긴장 상황에서만 보이고, 강도도 약해서 틱인지 가족들만 알 수 있을 정도였다. 재발률이 높은 질환이기 때문에 건뇌단 1개월 처방으로 마무리 단계에 들어갔다.

치료 4개월 경과

지난번과 비슷하거나 더 좋아졌다. 증상이 거의 없어 치료를 종결하였다.

치료 사례 12
개학 때마다 틱 증상이 심해지고, 정신과 약을 먹었으나 차도가 없었던 아이

11세 남자아이

어려웠던 치료 케이스로, 약 2년 반의 치료 과정 동안 한약, 침 치료, FCST 교정, 두뇌 훈련(IM, balancing) 등 각각의 치료 수단을 번갈아 가며 치료한 케이스이다.

이 환자는 6세에 3주 정도 잠시 틱 증상(눈 깜박임)이 나타났다가 사라진 후 초등학교에 입학하면서 눈동자 돌리기를 주 증상으로 하는 틱장애가 본격적으로 나타나게 되었다. 평소 성격은 순한 성격이었으며 어려운 상황에서는 먼저 울음을 터뜨리는 경향이 있었다.

초등학교 입학 당시 선생님이 무서웠다고 하며, 한 달 정도 증상이 나타나고 사라졌다가 겨울 방학부터 본격적으로 틱 증상이 나타났다고 한다. '음음' 하는 음성틱은 초등학교 2학년부터 나타났고, 지속적으로 근육과 음성틱이 동반되어 나타났다. 정신과 약물 치료(벤조트로핀, 아빌리파이, 페리돈정)을 총 11개월 시행하였지만 효과가 별로 없었다.

첫 진료 시 약간의 비염이 발견되어 코 세척을 권하였고, 휴대폰 사용 금지, TV 시청 시간을 줄일 것을 생활 요법으로 티칭하였다.

한약을 중심으로 치료를 시작하였으며, 침 치료는 아주 약한 강도로 시행하였고, 두뇌 훈련을 겸하였다. 약 1년간의 한약 치료로 증상의 50% 정도는 경감되었으나 개학 때 처음만큼은 아니지만 증상이 올라오는 상황이 반복되었다.

이후 기능적 뇌척주요법(FCST) 교정술을 적용하였고, 교정기를 착용 시 평소 증상의 50%가 줄기 시작해 약 30회의 FCST 교정 시행 후 증상이 10% 정도로 줄게 되었다. 당시 근육틱은 사라져서 안 보이고 음성틱의 '음음'만 보이는 상태로 더 이상의 호전이 없이 지지부진하던 중 FCST 교정을 중단하면 증상이 더 심해질까 걱정하는 부모를 설득해 FCST 교정은 중단했다. 그 뒤 무서워하여 시행하지 않고 있던 침 치료를 적극적으로 적용해 폐실증으로 변증되어 폐승격을 사용한 후 음성틱 증상이 드라마틱하게 호전되었다. 그 후 폐실증이 치료되고 나서 본격적인 폐허증이 나타나 폐정격 위주의 침 치료가 시행되었고 이후 증상이 미미하게 남게 되었다. 이때 또 다시 개학 여파로 인해 사라졌던 근육틱 증상이 얼굴 찡그림으로 나타나게 되었는데, 비장과 관련되어 변증되었다. 비허증과 신허증 침 치료로 다시 올라왔던 근육틱과 음성틱이 사라져가고, 마지막으로 신허증으로 변증되어 한약과 더불어 신정격 위주의 침 치료를 하고 있으며 이제는 거의 증상이 보이지 않거나 아주 어쩌다 가끔씩 보인다고 한다.

다음 번 개학 시즌에 증상의 악화 여부를 체크하고 더 이상의 증상이 없다면 치료는 종료하고 집에서의 관찰 기간을 가질 예정이다.

일반적으로 소아 틱장애의 경우, 침 치료에 대한 거부감이 큰 편이다. 교정 역시 소아의 경우에 아주 큰 지분을 차지하지 않기 때문에 주로 한약과 두뇌 훈련을 위주로 치료를 하고 있지만, 상기 환자의 케이스는 보통의 일반 틱장애 아이들에 비해서 치료의 효과가 더뎌 한의원에서 할 수 있는 모든 치료 수단이 동원된 케이스이다. 근 1년 가까이 정신과 약에도 거의 반응이 없었고, 장기간의 정신과 약 복용으로 인해 한의학 치료에 속도가 붙지 않는 상황이었으며, 개학 때마다 증상이 나타나는 양상을 보여 쉽지 않은 치료 과정을 견뎌야 했다.

첫 1년간은 대부분의 일반적인 소아 틱장애를 치료하듯이 한약과 건뇌단, 그리고 두뇌 훈련으로 치료를 하였는데, 대부분 6개월 정도면 상당히 좋아지는 것에 반해 이 환아는 약 50% 정도의 치료 경과를 보였다. 때문에 성인 틱장애에 주로 적용하는 FCST 기능적 뇌척주요법이라는 교정법을 적용하게 되었다.

이 교정 기법은 두개골에서 턱 관절의 위치를 정 위치로 이동시켜서, 그에 연동되는 경추 1, 2번을 교정하여 그로 인해 발생하는 다양한 뇌 신경, 척추 신경, 근육의 불균형으로 인한 증상들을 치료하는 방법이다. 틱이나 사경증, 두통, 만성적인 경추통, 경추나 요추의 디스크 등에도 우수한 치료 효과를 나타낸다.

소아들의 틱장애는 크게 심리적, 환경적, 구조적으로 다양한 원인들이 작용하는데, 이 교정법은 그중에서 구조적 원인에 대한 문제를 해결해 줄 수 있는 방법으로 응용되며, 이 교정법을 이용한 틱장애 치료 임상 논문들이 많이 나와 있다.

이 케이스에서는 교정법을 이용하여, 이미 50% 정도로 낮아진 증상을 10% 정도까지 끌어내렸으나 그 이상의 호전이 지지부진하였다. 이때 이 환아는 초등학교를 졸업하게 되었고, 한의 치료에 적응이 되어가고 있어 적극적인 침 치료를 시작했다.

침 치료는 장부경락의 문제를 파악하여 그 문제가 되는 장부경락을 치료하여 질환을 치료하는 사암침법을 수단으로 하였다. 변증 진단 시 최초에 폐실증과 신허증이 변증되어, 몇 번의 침 치료 이후 폐실증이 폐허증으로 다시 변증되었다. 폐 경락의 문제를 치료한 이후에 '음음' 하던 음성틱의 횟수가 드라마틱하게 줄어들게 되었다. 하지만 중학교에 입학하면서 치료 도중 사라졌던 근육틱 증상이 다시 나타났는데, 주로 얼굴 찡그림으로 나타나게 되었고, 비허증으로 변증이 되어 다시 비허증을 치료 후 사라졌고, 약간의 신허증은 마지막까지 지속되고 있다. 현재는 최초의 증상을 100점이라고 할 때 1~2점 수준으로 미미하게 보일 듯 말

듯한 상태이다. 신의 기능을 회복하는 처방과 함께 신경락에 대한 침 치료로 관리 중이다.

치료 사례 13
한약 처방과 FCST를 병행한 성인 틱 치료

22세 여성

대략 7살 때부터 입 크게 벌리기, 기침 소리 등으로 틱 증상이 시작되었다. 소아에서 성인에 이르기까지 꾸준히 증상이 있었으며, 별다른 치료를 받은 적이 없는 환자로서, 아빠와 오빠도 틱 증상이 있는 등 가족력이 뚜렷하였다. 아빠와 오빠 역시 치료를 받은 적은 없었으며, 증상이 없는 것이 아니라 간헐적으로 나타나는 증상을 어느 정도 제어할 수는 있는 상태라고 했다. 환자 본인 역시 밖에서는 증상을 억제할 수 있으나 자기 방에서 누워 있으면 틱 증상이 나타나기에 치료를 결심하고 내원하였다.

주 증상은 어깨 관절을 밖으로 돌리는 증상이 주로 나타나고, 동시에 고개가 회전되고 꺾이는 양상으로 나타난다. 음성은 기침 소리가 가끔 나타나는 수준이다.

이러한 증상이 남들 앞에서는 없다가 집에 혼자 있을 때, 오후에 심해지는 양상을 보인다고 한다.

틱 치료의 기본은 뇌 신경계와 몸의 이상을 바로잡는 것이다. 변증에 따라 간기울결증에 해당하는 처방을 투여하였다.

또한 소아에서 성인으로 커감에 따라 심리적 문제나 두뇌 발달의 문제가 해소되면 이에 따라 틱 증상도 상당수가 사라진다. 그러나 별다른 뇌 신경학적 문제와 심리적 문제가 있지 않음에도 불구하고, 성인에게 틱 증상이 나타난다는 것은 구조적 불균형이 해소되지 않았을 가능성이 있기에 FCST 교정을 부치료법으로 채택하였다. 또한 성인이어서 침 치료가 가능한 상태라 장부경락변증에 의거해서 침 치료도 주 1회 정도 간격으로 시행하였다.

한약 치료는 기본적으로 몸의 컨디션을 올려서 치료하는 것이라 서서히 두뇌 기능이 회복되면서 증상 개선이 나타나지만, FCST 교정은 치료 당일 효과가 순간적으로 나타났다가 이후 효과가 줄어드는 등 진폭이 크게 나타나기도 한다.

치료 첫날 FCST 교정 후 치료 전 증상을 100점으로 기준했을 때 당일 오후 증상은 20점 정도로 떨어졌다. 그 후 편차가 발생하고 나서 다시 80점 정도로 올라오고, 다시 교정을 하면 증상이 호전되는 것을 반복하였다.

치료 시작 후 50일 정도까지는 증상이 절반 정도 떨어진 상태를 유지했는데, 그 이후 급격히 좋아졌다. 20회 정도 교정을 시행한 후에는 증상은 거의 나타나지 않았고, 자극에 의해 증상이 나타나더라도 첫 내원 대비 약 20% 정도의 수준으로 나타난다. 목 돌리기나 목 꺾기, 어깨 돌림 등의 증상은 거의 없어지고 눈 깜박임, 눈 찡그림의 증상 수준으로 떨어졌다.

침 치료는 장부경락변증에 의거해서 사암침을 시행했다. 많은 틱 환자가 심경락과 신경락에 문제가 나타나는데, 이 환자는 폐경, 비경, 신경의 문제가 나타났다. 변증에 따라 침 치료 후 현재 신경락에서의 문제만 약간 남아 있고 나머지 장부경락의 문제는 나타나지 않으며, 그에 따른 증상도 개선되었다. 다만 침 시술의 1회 치료 효과는 짧으면 하루, 길면 3일 정도 유지되는 것을 종종 관찰할 수 있었고, 꾸준히 지속적으로 치료해야만 효과가 유지될 수 있었다.

이 케이스의 환자뿐 아니라 틱장애 환자들은 신허증이라고 하는 신장의 약화 증상이 보이는 경우가 많았다. 음성틱의 경우 폐실증 또는 폐허증이 동반되었고, 근육틱의 경우 비허증이 동반되기도 했다. 심리적 스트레스가 심한 경우 심포나 심경락, 간 경락의 이상이 보이는 경우도 있었다. 사암침법이라는 침치료 기법으로 변증에 따라 치료한 결과 신경락의 이상을 제외한 나머지 증상들은 소실되어 갔고, 그에 따라 틱 증상도 완화되었다. 보통 신허증이 가장 마지막까지 남게 되는데, 마무리 관리약으로 신허처방과 신정격의 침 시술이 치료 및 재발 방지를 도왔다.

자주 하는 틱장애 질문

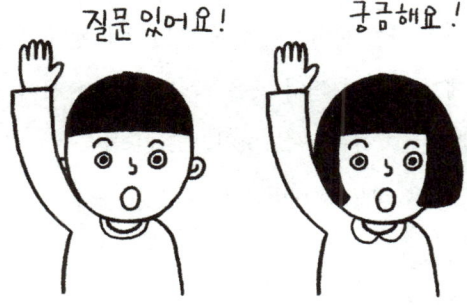

Q1. 틱장애 치료 시 아이에게 어떻게 하면 좋을까요?

A. 틱은 혼을 내거나 야단을 친다고 없어지는 질환이 아니기 때문에 아이가 보이는 틱 증상에 여유로운 태도를 가지는 것이 좋다. 아이가 스스로 억제할 수 있는데 안 하는 것이라고 생각하는 보호자들이 많다. 그러나 실제로는 억제할 수 없는 질환으로서 고쳐야 할 습관이 아니라 치료해야 될 질병이라고 정확하게 이해하는 것이 필요하다.

틱 증상은 자연 경과상 호전과 악화가 반복되어 나타나기 때문에 이유 없이 심할 때도 있고 덜할 때도 있다. 아이의 입장에서는 인지하지 못하는 작은 변화에도 보호자가 일일이 반응을 보인다면 아이도 역시 예민해지고 불안감을 느낄 수 있다. 게다가 틱을 억지로 참거나 일부러 숨기는 경우도 생긴다. 일시적으로 억제가 될 수는 있지만 나중에 폭발적으로 나타나기 때문에 치료에 도움이 되지 않는다. 또한 보호자가 아이의 틱 증상에 너무 관심을 가지고 관찰을 하다 보면 아이의 모든 행동이 틱처럼 느껴질 수 있다. 틱이 아닌 단순한 일회성 동작들도 틱처럼 생각되어 불안해하는 보호자들을 종종 만나게 된다. 보호자의 불안은 고스란히 아이에게 전달이 되어 틱을 악화시키는 요인이 될 수 있기 때문에 가정 내에서는 아이가 틱을 하더라도 차라리 못 본 척하고 아이가 눈치 보지 않고 틱을 하도록 내버려 두는 것이 좋다.

일상생활에서는 스마트폰 게임, 컴퓨터 게임, TV 시청 등을 제한하는 것이 좋다. 이러한 활동은 두뇌 신경계를 지나치게 자극해 도파민 분비를 촉진시키고 이는 틱 증상을 악화시키는 요인이 될 수 있다. 특히나 치료 중이라면 치료에 방해가 될 가능성이 높다. 스마트폰을 사용하느라 늦게 자는 경우도 생기기 쉽다. 수면은 틱장애 회복에 중요한 요소 중에 하나이다. 건강한 수면 습관을 기르고 숙면을 충분히 취할 수 있도록 가족이 모두 함께 배려하며 혹시라도 불면증이 있다면 반드시 치료하는 것이 좋다.

적절한 운동이나 취미 활동은 스트레스를 조절하는 데 도움이 된다. 학업 스트레스나 교우 관계에서 오는 스트레스, 가족 간의 스트레스 등으로 틱 증상이 악화될 수 있다. 이런 스트레스를 효과적으로 조절하는 방법 중에서 운동이 좋은 방법이 된다. 특히 큰 근육과 관절을 사용하는 운동이 좋다. 대신에 지나친 경쟁심이나 긴장감을 일으키는 운동은 두뇌를 흥분시키는 자극으로 작용할 수도 있기 때문에 피해야 한다. 달리기, 자전거 타기, 줄넘기, 등산 등 유산소 운동을 위주로 하며 운동 시간이 너무 길거나 지칠 때까지 하는 것은 피로를 유발하기 때문에 주의하여야 한다.

학업에 대한 스트레스가 있는 경우도 많다. 보호자가 학업 성적에 대해 관심이 많은 경우도 있지만 학업 스트레스를 주지 않기 위해 노력하는 보호자도 많다. 부모가 아이에게 학업에 대한 스트레스를 주지 않더라도 아이가 스스로 가진 승부욕이나 성취욕이 너무 높아서 문제가 되는 경우도 있다. 아이와 충분히 상의하여 학업 수준과 성취도를 결정하는 것이 필요하다. 다른 아이와의 비교는 경쟁심을 유발하기 때문에 삼가고 학업의 결과보다는 그 과정을 인내하고 성실히 수행한 것에 대한 칭찬을 하는 것이 좋다.

Q2. 틱을 치료할 때 게임을 꼭 끊어야 하나요?

A. 게임은 끊는 것이 좋다. 게임 자체가 나쁜 것이라기보다 게임에 중독이 되거나 그와 비슷한 상황이 되어 제어가 되지 않는 경우에 문제가

된다. 게임에 중독된 두뇌는 마치 마약에 중독이 된 두뇌와 같다고 하며, 게임을 중단했을 때는 마약을 중단했을 때와 같은 금단 현상도 일으킨다고 한다. 게임이나 영상물에 빈번히 노출된 아이들의 뇌파를 검사해 보면 전두엽이나 두정엽에서 정상과 다른 소견이 나온다. 이는 이성적인 판단과 현실 인지 능력이 떨어진다는 것을 의미하며 자기 조절 능력이 떨어지거나 충동 조절이 되지 않고 집중력이 결여될 가능성이 높다는 것을 의미한다.

또한 게임으로 인해서 학업이나 과제에 흥미를 느끼지 못하고 또래 집단과의 관계에 관심이 떨어질 수 있어 교우 관계나 학교생활에 지장을 줄 가능성이 높아진다. 컴퓨터 게임이나 스마트폰 게임을 사용할 때 두뇌 신경계는 지나치게 흥분하기 쉽다. 두뇌 신경계는 여러 가지 자극에 의해 항진되는데 특히 시각 정보를 처리할 때 더욱 항진된다고 한다. 그래서 빠르게 화면 전환이 이루어지고 여러 가지 색감으로 처리된 게임 화면은 두뇌를 지나치게 자극할 수 있다. 이러한 자극은 도파민의 분비를 촉진시킨다. 두뇌의 신경 전달 물질 중에 도파민 분비가 과도할 때 틱이 악화되는 것으로 보아 도파민의 과도한 분비가 틱장애의 원인으로 추측되고 있다. 실제로 게임을 할 때나 TV를 볼 때 틱 증상이 심하게 나온다는 환자들의 진술을 자주 접하게 되는데 틱 증상 악화와 게임, TV 시청 등은 무관하지 않으니 조절이 꼭 필요하다. 틱 치료가 끝난 후에도 재발을 방지하기 위해서는 게임을 하거나 영상물을 시청하는 시간을 지속적으로 관리하는 것이 중요하다.

Q3. 틱을 치료하지 않으면 성인 틱이 되나요?

A. 틱을 치료하지 않는다고 해서 모두 성인기로 이어지는 것은 아니다. 자연스럽게 없어지는 경우도 있고 성인기로 이어지는 경우도 있다. 어릴 때 잠시 틱 증상이 나타났다가 없어진 이후에 성인기에 갑자기 나타나는 경우도 있다. 또 성인기에 처음으로 발병하는 경우도 있다. 주로 틱 증상이 다양하고 복잡할수록, 청소년기에 틱 증상이 심해질수록, 가족력이 있을수록, 여러 동반 질환이 있을수록 성인 틱으로 이어질 가능성이 높아진다. DSM-5에는 DSM-4와는 다르게 일과성(transient) 틱장애라는 표현 대신 잠정적(provisional) 틱장애로 표현하고 있다. DSM-4에서는 일과성 틱장애를 1년 미만의 틱장애로 정의했는데, 이 일과성 틱장애가 진짜 1년 미만으로 끝날지 아니면 지속될지 알 수 없으니 잠정적이라는 표현으로 바꾸어 정의함으로써 일과성 틱장애가 만성 틱장애가 될 수도 있다는 여지를 둔 것으로 해석하기도 한다. 그러므로 틱장애가 1년 미만으로 나타나 없어졌더라도 만성 틱장애가 되어 성인기로 이어질 여지는 여전히 남아 있다는 뜻이다. 그래서 틱이 나타났을 때 눈에 보이는 증상의 완화뿐만 아니라 두뇌 기능상의 회복에 초점을 두고 치료하여 재발을 방지하는 것이 중요하다. 또 재발 방지를 위해 치료가 끝난 후에도 두뇌 신경계가 불필요하게 흥분하지 않고 건강하고 안정적으로 유지되도록 노력하는 것이 중요하다. 아이가 틱장애가 있다면 성인기 이전에 틱을 치료하는 것이 유리하다. 환자의 나이가 어릴수록 유병 기간이 짧을수록 치료가 잘 되고 후유증이 적게 남는다.

성인기에 틱장애가 있는 경우는 크게 세 가지 경우인데, 어릴 때부터 틱장애가 있었고 성인기까지 이어진 경우, 어릴 때 틱장애가 있었다가 없어진 후에 성인기에 재발한 경우, 성인기에 처음 발병한 경우이다. 성인기에 처음 발병한 경우에는 치료 예후가 좋은 편이지만 어릴 때부터 틱장애가 있었던 경우에는 100% 없애는 것이 어려울 수 있다. 성인기에는 어릴 때보다 더욱 빈번히 스트레스에 노출되기 쉽고, 업무 등의 이유로 컴퓨터나 스마트폰과 같은 기기의 사용 시간을 조절하기가 더욱 어렵고, 어린 시절부터 두뇌 기능상의 불균형 상태가 이어져 고착화되었을 가능성이 높기 때문이다. 그래서 성인 틱 치료가 조금 더 어려울 수 있기 때문에 틱을 발견했을 때는 치료를 일찍 시작하는 것이 유리하다.

Q4. 틱장애를 치료하는 데에 사용하는 정신과 약의 효능과 부작용에 대해 알려주세요.

A. 틱장애 치료에 사용되는 정신과 약은 두뇌의 도파민, 세로토닌 등의 신경 전달 물질을 조절하는 약물들로 크게 도파민 수용체 억제제와 세로토닌 재흡수 억제제, 그리고 중추신경자극제로 분류된다.[24]

1. 항도파민 약물

할로페리돌, 클로자핀, 피모짓, 리스페리돈이 이 그룹에 속한다. 이러한 약들은 정신분열증, 우울증, 정신병에 사용되며, 뚜렛증후군과 틱장

---

24) 앙엘라 숄츠, 아리베르트 로텐베르거, 『내 아이에게 틱과 강박증이 있대요』, 2006, 도서출판 부키, P277-280

애를 억제하는 데 사용된다. 도파민은 신경세포들 사이에서 메신저 역할을 하는 신경 전달 물질로, 도파민 수용체가 지나치게 과민 반응을 하게 되면 도파민 과잉이 초래되어 이로 인해 틱 증상이 발생하게 된다. 이 약은 여러 가지 부작용을 일으키는데, 계속 움직이려고 하고 가만히 있지 못하는 정좌불능이나, 근육 떨림이 멈추지 않는 지연성 운동 이상, 과도한 졸음, 급격한 체중 증가, 두통, 어지럼증 등이 대표적인 부작용이다.

2. 선택적 세로토닌 재흡수 억제제

플루옥세틴, 파록세틴, 시탈로프람 등이 이 그룹에 속한다. 이 약들은 세로토닌을 쉽게 조절하여 항우울제로 개발되어 사용되다가 점차 여러 가지 정신 질환에 사용되고 있다. 그래서 우울 증세를 보이는 소아 청소년에게 틱장애 증상이 있을 때, 보다 효과적이다. 이 약은 소화 불량, 설사, 위장관 출혈, 체중 증가 등의 소화기계 부작용, 성 기능 이상 요실금 등의 비뇨기계 부작용, 수면 장애, 정서 이상 등의 신경 정신과적 부작용을 일으킬 수 있다.

3. 중추신경자극제

메틸페니데이트, 암페타민설페이트, 페모린이 이 그룹에 속한다. ADHD 아동들을 통제할 수 있으며, 집중력이 올라가고 과잉 행동이 줄어든다. 또한 중추 신경계에 직접 작용하여 뇌의 흥분도를 떨어뜨리고, 진정시키는 효과가 있다. 중추 신경계에 직접 작용하는 약물이므로 빠른 효과를 보는 만큼 부작용도 강하게 나타난다. 사회적 위축인 퇴행이 일어나게 하거나, 소화 불량을 야기하고, 불면증을 유발하고 악몽을 꾸게 만들기도 하며, 일시적인 틱 증상을 발생시키기도 한다.

이러한 정신과 약을 복용하게 되면 초기에 구역감을 호소하거나 속이 울렁거려 구토를 하는 등의 소화기 문제가 발생하거나 진정 효과가 과도해 졸리거나 집중을 하지 못하기도 한다. 그래서 초기에는 적은 용량으로 시작하여 증상 개선이 되지 않으면 점점 용량을 늘려가게 되는데, 증상이 줄어드는 대신, 용량을 늘린 만큼 부작용이 나타날 가능성도 높아진다. 또한 고용량으로 장기간 복용하다 보면 자살 충동과 같은 심리적인 변화나 신경계통의 문제가 생기기도 하기에 주의가 필요하다.

Q5. 핸드폰이나 TV를 볼 때 틱이 심해지는데, 왜 그런 거죠?

A. 우선 틱이라는 것이 어떤 질환이며 왜 발생하는지를 간략히 알아보자. 틱이란 이유 없이 신체의 일부분을 빠르게 움직이며 이상하게 행동을 하고 의미 없는 이상한 소리를 내는 것을 말한다. 아이는 이러한 틱을 왜 하는 걸까? 많은 분들이 틱을 무의식적으로 한다고 생각한다. 하지만 틱은 무의식적으로 하는 것이 아니다. 보통 틱을 하기 전에 아이들은 내 몸에 뭔가 불쾌하고 이상한 느낌이 생기고, 하지 않으면 안 될 것 같은 강렬한 충동에 휩싸이게 된다. 이를 전조 충동이라 한다. 틱을 함으로써 그러한 전조 충동이 해소되기에 틱을 하게 되는 것이다.

'눈에 뭔가 이상한 느낌이 들어서 눈을 깜빡여서 그 느낌을 없앤다!'
'목에 아무것도 없는데, 뭔가 걸리는 것 같아서 흠흠, 컥컥 소리를 낸다!'
'목덜미가 불편하고 이상한 느낌이 드는데, 고개를 젖히거나 돌리면

괜찮아진다!'

　이러한 과정을 통해 틱을 하게 된다. 영상을 볼 때 틱을 더 심하게 하는 첫 번째 이유는 여기서 찾을 수 있다.

　TV나 핸드폰으로 영상을 볼 때는 온 신경이 그쪽으로 몰리고 있는 상태다. 따라서 틱을 억제하는 것에 집중되었던 신경이 다른 쪽으로 집중되면서 아이의 의지로 틱을 억제하지 않는 상태가 된다. 그래서 참았던 틱이 폭발적으로 나타나게 된다. 이렇게 틱을 억지로 참고 있다 보면, 나중에는 그때 하지 못했던 틱을 몰아서 하게 되면서 심한 증상을 보이게 된다.

　두 번째 이유는 TV나 핸드폰에서 나오는 파장이 두뇌를 자극하기 때문이다. 사람의 눈에는 보이지 않지만 모니터는 계속적으로 파장을 내보내고 있다. 이것이 두뇌를 계속적으로 자극하게 되는데, 이러한 반복적이고 지속적인 강한 자극으로 인해 전두엽의 기능이 떨어지게 되면서 두뇌가 불안정하게 되고, 이로 인해 틱을 조절하는 능력이 떨어지며, 뇌신경이 예민해진 틱장애 아이들은 이런 자극에 더욱 예민하게 반응하게 되면서, 틱장애가 더 심해지게 된다.

　위와 같은 두 가지 이유로 인해 틱을 치료할 때는 반드시 TV, 핸드폰, 모니터 등의 시청각 노출을 제한해 줘야 한다. 또한 아이가 가벼운 틱이 있다면 이러한 노출을 먼저 제한시키고 경과를 관찰해 보는 것도 좋은 방법일 것이다.

Q6. 틱장애도 유전이 되나요?

A. 여타 질환과 마찬가지로 틱장애도 유전적인 요인이 크게 관여한다고 볼 수 있다. 만성 틱장애를 가진 쌍생아 연구에서 일란성 쌍생아는 77~90%, 이란성 쌍생아는 30%의 일치율을 보였다.(Hyde et al, 1992) 일란성 쌍생아에서의 뚜렛증후군 일치율은 50%로 매우 높지만, 이란성 쌍생아에서는 10%의 일치율을 보여 유병률 차이가 많이 났기에 유전적인 요인이 상당히 중요한 원인으로 보인다.[25]

또한 소아 청소년에서 뚜렛증후군이 나타나는 비율은 0.05~1%인 것에 반해, 부모가 모두 뚜렛증후군이 있는 경우에는 그 자녀가 뚜렛증후군가 있을 확률이 50% 정도로 더 높아지는 것으로 보아 자녀에게 뚜렛증후군이 유전되어 나타날 가능성이 높다고 할 수 있다.

하지만 뚜렛증후군 환자의 염색체에서 특이한 점은 발견되지 않았다. 따라서 단일 유전자가 틱 증상을 야기하는 것이 아니라, 유전되어 나타날 가능성이 있지만 다른 신경정신과 질환과 마찬가지로 질병의 발병에 유전적 요인 이외에 환경적 요인도 작용하여 두뇌의 기능적인 문제에 관여하는 것이라고 설명할 수 있다. 이는 충분히 관리를 통해 치료가 가능하니 너무 걱정할 필요는 없다.[26]

Q7. 틱은 시간이 지나면 없어지거나, 노력으로 없어지지 않나요? 반드시 치료를 해야 하나요?

---

25) Uttom Chowdhury, 김광웅, 이영나 옮김, 『아이가 눈을 깜박거려요』, 2007, 시그마북스, P8
26) 앙엘라 숄츠, 아리베르트 로텐베르거, 『내 아이에게 틱과 강박증이 있대요』, 2006, 도서출판 부키, P277-280

A. 실제로 틱장애 아이의 일정 수가 사춘기를 전후해 자연적으로 사라지게 되는 경우가 있다. 하지만 현재의 어떠한 검사로도 자연 소멸될 틱장애인지, 아니면 만성 틱장애나 뚜렛으로 넘어갈 틱장애인지는 판별할 수는 없다. 그렇기 때문에 눈 깜빡임에서 더 진행되어 다른 증상이 나타난다면, 틱 전문 한의원, 병원에서 상담과 진료를 받아보시는 것이 필요하다.

틱장애가 처음 발현되었을 때, 단순히 시간이 지나면 저절로 없어질 것이라는 막연한 생각에 지켜보시는 분들이 있는데, 중요한 것은 틱장애 증상이 한 달 이상 지속되면서 다른 단계로 악화되면 단순 일과성이 아닌 만성으로 넘어간다는 사실이다. 하루에 틱 증상이 10회 이상 일어나거나, 약한 틱이라도 1년 이상 계속될 때, 또는 아이의 학교생활이나 또래 관계에 문제가 생길 때는 반드시 현 상황에 대해 점검을 받아보아야 한다.

특히나 만 15세가 지난 이후에도 틱이 계속되는 경우에는 성인 틱으로 이행되어 완치되기가 점점 힘들어지므로 가능한 어릴 때 치료를 받는 것이 중요하다. 마냥 손을 놓고 괜찮아지기만 기다린다고 증상이 없어지지는 않는다. 틱장애 증상이 나빠지는 쪽으로 흐름을 타고 있다면, 치료가 절대적으로 필요하다.

여기에 더 좋지 않은 것은, 틱장애에 대한 이해가 부족해 아이를 다그치거나 야단치는 경우다. 이는 틱장애의 상황을 더욱 복잡하게 만들게 된다. 작은 불씨가 커지면 큰불이 되듯, 틱에 대한 올바른 이해와 빠른 치료로 성인 틱으로 발전되지 않도록 하여야 한다.

틱장애는 습관이 아니라 자신의 의도와는 다르게 나타나는 증상이다.

그렇기 때문에 틱 증상을 질환으로 보고 치료를 해야 한다. 혼내거나 지적을 하면 본인의 노력으로 일시적인 억제는 가능할지 몰라도, 이내 다시 발생하게 되거나 이전보다 오히려 더 심하게 나타날 수 있다. 아이를 다그치기보다는 틱장애를 만드는 특정 스트레스 상황이 발생하지 않도록 관리하는 게 우선이다. 또 틱 행동을 지적하면 아이는 자신이 잘못을 저지른 줄 알고 긴장을 하게 되고, 눈치를 보게 된다. 이는 아이의 심리 상태를 불안정하게 만들고 긴장 상황이 지속되게 만들 수 있기에 아이의 행동에 대해서 지적하지 말고 아이와 틱 행동에 대해 진지하게 대화를 나누면서 아이가 틱으로 힘들어하고 있음을 부모도 이해하고 있다는 사실을 느끼게 해주는 것이 필요하다. 지적하는 대신 "요즘에는 틱이 별로 안 보이네.", "엄마는 네가 일부러 틱을 하지 않는다는 걸 알고 있어, 그래서 너도 많이 힘들 거라는 생각이 들어, 그러니까 우리 같이 틱을 고치도록 노력해보자." "틱도 감기처럼 왔다가 치료하면 사라질 수 있어." 등과 같이 아이를 안심시킬 수 있는 말로 아이가 불안해하지 않고 치료하면 나을 수 있다는 희망을 갖게 해 주어야 한다. 아이도 자신이 틱을 가지고 있다는 것을 알고, 고치겠다는 마음가짐을 갖는다면 생활 관리와 치료에 협조적으로 되어 치료는 한결 수월해진다.

틱장애는 발병한 지 1년이 지나면 '뚜렛장애, 뚜렛증후군'으로 구별되는데, 이 단계까지 진행되면 치료는 점점 어려워진다. 특히 신경계가 완성되는 사춘기 이전에 치료를 받는 것이 보다 안정적이며, 성인이 될수록 치료 기간이 더 길어지는 것으로 알려져 있다.

틱장애가 있으면 아이가 주변의 시선을 의식해 정서적으로도 안 좋은 영향을 미칠 수 있으며, 학습에 문제를 일으킬 수도 있다. 또한 동반 질환으로 ADHD, 불안증, 강박 증세를 동반하는 경우도 많아, 눈을 깜빡이는 아동이 주의력 결핍, 행동 통제 불능, 반복되는 확인이나 지나친 결벽, 완벽성 추구 등의 증상을 보이기도 한다.

오랫동안 틱을 앓은 경우에는 불안, 위축, 우울, 분노, 짜증 등을 보이는 2차적인 문제도 뒤따르는데, 때때로 이러한 2차적인 문제가 더 크게 작용하기도 한다. 매우 까다롭고 예민한 질환이므로 틱은 가능한 조기에 치료를 해야 한다.

Q8. 틱에 좋지 않은 영향을 주는 요소들은 무엇인가요?

A. 틱장애의 원인 중 하나로 도파민이라는 대뇌 신경 전달 물질이 지나치게 활성화되는 것을 꼽을 수 있다. 도파민은 대뇌가 흥분할 때 많이 분비된다. 인간은 정보를 취득할 때 70% 정도를 시각 정보에 의존한다고 한다. 그래서 컴퓨터나 TV, 스마트폰에 대한 노출은 대뇌를 더 빨리, 더 많이 흥분시켜 도파민 분비를 증가시키며, 학습과 같은 밋밋하고 일상적인 자극에는 반응하지 않고, 더 큰 자극을 찾게끔 만들게 된다.

또한 TV나 컴퓨터를 할 때의 자세를 보면, 장기간 앉아 있는 고정된 자세를 유지하게 된다. 이러한 고정된 자세는 비복근과 척추기립근, 주변 근육의 긴장과 위축을 불러오고, 두뇌로 가는 혈류량과 신경 자극을 떨어뜨리게 된다. 그렇기 때문에 아이들에게 컴퓨터, TV, 스마트폰 등 모니터에 대한 노출을 최소화해야 한다.

일반적으로 불안, 스트레스, 걱정, 피곤, 흥분 등이 틱을 더욱 심화시킨다고 알려져 있다. 그렇기에 시험 스트레스나 불안을 줄 만한 요소를 없애는 것도 중요하고, 학업에 대한 스트레스가 있을 때에는 아이의 협의하에 학업량을 조절하는 것이 필요하다.

치료를 하다 보면, '학원은 무조건 그만 다녀야겠죠?'라는 질문을 많이 받는다. 본인이 할 수 있는 수준보다 지나친 학원 숙제로 인해 아이가 헉헉대고 있다면, 이로 인해 지나친 부담감을 느끼고 있다면, 학원을 줄여주는 것이 맞다고 할 수 있다. 그런데 아이가 재미있게 다니는 학원을 아이의 의사를 무시한 채 그만두게 하는 것은 아이의 감정을 흔들어 놓을 수 있다. 학업량에 대한 조절은 반드시 아이의 상황에 맞춰서, 아이와 협의를 해서 결정하는 것을 추천한다.

적절한 운동은 도움이 된다. 하지만 몸을 너무 피로하게 만드는 과도한 운동은 피해야 한다. 임상적으로도 피로도가 증가할 때 틱 증상의 빈도와 강도가 세어지는 경우를 많이 본다. 또한, 누군가 이기고, 지고의 승부가 나는 운동은 가급적 피하는 것이 좋다. 지나친 경쟁심과 긴장감을 유발하는 운동은 피하라는 말이다. 다른 아이와 대련을 하거나, 시합을 할 때 꼭 이기겠다는 경쟁심이 조장되어 긴장감을 극대로 올라가고, 뇌신경계의 흥분도를 증폭시키게 만들기 때문이다. 틱장애 아이들은 뇌신경계의 정보 전달 체계에서 민감도가 높은 상황인데, 이기면 지나치게 흥분하게 되어서, 지면 감정이 너무 가라앉아서, 뇌신경계를 자극해 틱 증상이 일시적으로 악화되게 만든다. 또한 운동 시간이 너무 길거나 지나치게 체력 소모가 많은 경우도 피로를 조장해 증상에 영향을 줄 수 있어 피하는 것이 좋다.

틱 증상이 나타날 때에는 틱 증상에 대해 지적하거나 쳐다보지 않아야 하며, 틱으로 걱정하는 모습이라든지, 틱이 좋아지고 있을 때 너무 기뻐하는 모습이라든지 등 아이에게 부모의 과민한 반응을 보여주는 것도 좋지 않다.

틱은 본인의 의지대로 조절할 수 있는 것이 아니다. 혼내거나 지적을 하면 일시적으로 사라지는 것처럼 보이지만, 나중에는 오히려 더 심하게 나타나거나 다른 틱 증상으로 악화되기도 한다. 또한 너무 주의 깊게 관찰을 하면 아이의 모든 행동이 틱 증상으로 오해되기도 하며, 틱으로 인해 부모가 예민해지고 불안감이 증가하고 있음을 아이도 인지하게 되어, 긴장 상황이 지속되게 만들 수 있다. 오히려 아이가 틱 증상을 보일 때도 대수롭지 않게 여기는 모습을 보이고, 지적하기보다는 여유를 가지고 아이가 차분해질 수 있게 도와주면서 칭찬하는 것이 증상 호전에 도움이 된다. 아이와 함께 놀아주고, 아이가 어떤 것에 힘겨워하는지 마음을 열고 대화하며, 아이의 생각을 이해하려고 노력하고, 스트레스와 긴장을 풀어주는 것이 필요한 것이다.

Q9. 아이가 틱으로 위축되어 있고, 자존감이 낮아지는데 어떻게 하면 좋을까요?

A. 틱장애는 틱을 한다는 사실 하나만으로 위축되거나, 아이의 정서를 불안정하게 만든다. 또 이를 무작정 방치한다면 주의력 결핍 상황을 동반하여 ADHD처럼 정상적인 학교생활에 지장을 줄 수 있으며, 강박증

을 조장하여 정신적인 문제 발생 가능성을 높일 수도 있다.

틱장애가 있는 아이들은 자신의 행동으로 인해 자신을 존중하지 못하고 미워하게 되어 심리 상태가 불안정해지고 공격적으로 변하기 쉽다. 따라서 틱 증상이 나타났을 때 처음부터 너무 틱 증상을 유심히 살피는 것은 좋지 않다.

틱을 가진 아이들은 틱 증상으로 늘 긴장하고 있으며, 위축되어 있다. 또한 틱으로 인해 누군가의 놀림감이 되고, 누군가에게 지적을 받으면서 위축되고, 주변의 눈치를 보게 된다. 본인 의지로 제어할 수 없는 것임에도 불구하고 조절하지 못한다는 실패 경험담이 쌓이게 된다. 틱으로 인해 수업 시간에 집중하기도 힘들어지고, 글씨 쓰기나 학업 수행에도 문제가 생기게 되면서 자존감이 낮아진 경우가 많다.

낮아진 자존감을 회복하기 위해서는 우선 아이들에게 틱으로 몸을 움직이고, 소리를 내는 것이 나쁜 습관이 아니라 질환임을 받아들이게 도와야 한다. 여기에 사소한 것 하나라도 아이의 노력하는 모습에 격려하고 칭찬하는 모습을 보여주는 것이 필요하다. 부모에게 좋은 모습을 보이고 싶지 않은 아이들은 없다. 부모들의 긍정적인 반응은 아이의 마음을 안정시키고, 본인도 무엇인가를 할 수 있는 아이라는 인식과 더불어 나아가 아이의 행동을 한 단계 업그레이드 시키는 원동력으로 작용하게 된다. 하지만 칭찬을 할 때는 구체화하여, 무엇을, 어떻게 해서 너를 칭찬한다는 것을 명확히 해야 한다.

또한 아이가 있을 때 다른 사람에게 자신의 아이를 혼내기보다는 아이의 긍정적인 면을 칭찬해야 한다. 그것을 아이가 듣게 된다면 아이는 엄마가 자기를 믿고 있다는 생각이 들어 그 기대에 어긋나지 않도록 스스로 노력하게 되기 때문이다.

다음으로 아이의 말을 경청해야 한다. 아이가 말을 끝내기 전에 무슨 말을 하려는지 다 알겠다고 하는 경우가 있다. '얘가 이런 잘못을 했다고 얘기하는데 그건 저렇게 하면 되는 건데….', '얘가 이런 걸 저렇게 이상하게 생각하는구나.', '얘가 혼날까 봐 거짓말을 하는구나.'라고 아이의 말을 채 다 듣기도 전에 무슨 내용인지, 어떻게 하면 되는지 속단하는 것이다. 부모는 우리 아이가 빨리 문제에서 벗어나게 하기 위한 마음에서 나온 것이겠지만, 이는 아이에게 실수를 통해 학습을 할 수 있는 기회를 뺏는 행동임과 동시에 '부모님은 나한테 관심이 없어. 내 얘기를 무시해, 나를 이해하지 못해.'라고 생각하게 만드는 행동임을 명심해야 한다. 아이의 말을 다 듣기 전에 답을 먼저 내리거나 아이의 말을 자르거나 해결책을 던져줘서는 안 된다. 이때 필요한 것은 '그랬었구나.'라는 공감의 말 한마디면 충분하다. 아이가 문제에 대한 해결책을 찾지 못하고 있다면, 그런 상황에서 부모는 '엄마가 너였다면 어떻게 했을 것 같다'라는 경우의 수 여러 개를 예시로 들어 주고, 선택의 몫을 아이에게 내어주어야 한다. 아이는 그러한 선택을 자기 주도적으로 하면서, 예상되는 문제점과 더 나은 해결책을 모색하며 스스로 자존감을 높이는 계기를 마련하게 될 것이다.

틱장애 아이의 눈높이에 맞춰 아이의 상황을 파악하고, 마음을 헤아리는 자세로 충분한 교감을 이룰 때 아이의 자존감을 높일 수 있다. 하루 일과 중 아이와 나누는 대화가 공부에 대한 얘기뿐만은 아닌지, 아이가 무엇으로 힘겨워하고, 무엇을 바라고 있는지, 고민이 있지는 않은지 살펴보아야 할 것이다.

Q10. 아이의 틱 증상이 갑자기 증상이 확 나빠지는 건 왜 그런 건가요?

A. 기본적으로 틱은 호전과 악화를 반복하는 질환이다. 치료 중에도 호전 일변도로 좋아지지는 않고, 호전과 악화를 반복하면서, 전체적으로는 서서히 호전되는 예후를 보이는 경우가 많다. 드물게 별다른 특이 사항 없이도 증상이 악화되는 경우도 있을 수 있으나, 실제로는 보호자가 미처 알지 못했거나 신경 쓰지 못한, 생활상의 문제나 변화가 원인으로 작용해 증상 악화가 나타나는 경우가 대부분이다.

1. 방학 중 시골 할머니 댁에 가 있던 아이가 하루 종일 핸드폰 게임과 TV 시청을 지속적으로 절제 없이 한 경우
2. 보호자가 모르는 학교에서의 인간관계 문제(선생님 혹은 급우들과의 다툼이나 문제)가 있는 경우
3. 과중한 학업 부담을 느끼고 있는 경우나 본인의 능력으로 해결할 수 없는 수준 혹은 과량의 과제를 지속적으로 부여받는 경우
4. 긴장하거나 놀라는 일이 있었다거나, 강한 스트레스를 받게 되는 경우
5. 아이가 민감하게 반응할 수 있는 특정 약물을 복용하거나 노출되는 경우

이와 같은 상황 등은 갑자기 증상을 나빠지게 만드는 원인으로 작용할 수 있다. 증상의 갑작스런 악화와 명확한 상관관계가 있는 요소들을

빠르게 제거하거나 경감시키면 증상 역시 빠르게 호전되는 것을 볼 수 있다. 보호자의 통제가 불가능한 현장에 아이들을 노출시키게 되는 상황이라면, 그 현장의 담당자나 인솔자들에게 증상에 대한 설명과 필요한 생활 관리를 인지시키는 것이 해결 방안이 될 수 있다. 만약 위의 예에서 설명한 시골 할머니 댁이라면 할머니에게 아이가 스마트폰, TV 등에 노출되는 시간을 적절하게 통제해달라고 부탁을 드릴 수 있을 것이다.

아이가 과중한 학업 부담을 느끼고 있진 않은지 체크해 보기 바란다. 부모를 실망시키기 싫은 마음에, 혹은 꾸중을 들을까 무서워서, 스트레스를 받지만 꾹 참으면서 매일같이 힘들어하고 있을 수도 있다. 만약 학업이 과중하다고 판단되면, 아이와 대화를 나누면서 협의를 통해 적당한 수준으로 조절해보라. 자신의 의사가 어느 정도 반영되고 존중받는다는 느낌은 아이를 과중한 스트레스에서 어느 정도 벗어날 수 있게 도와준다.

학교나 학원 등에서 생기는 타인과의 갈등 역시 틱 증상을 갑자기 악화시키는 주요한 원인이 될 수 있다. 특히나 이런 문제는 많은 시간을 지속적으로 힘들게 함과 동시에, 타인과의 문제이기에 해결하기 민감하고 예민한 부분이 있다는 특성을 가진다. 아이 역시 이런 문제가 생기더라도 부모에게 적극적으로 알리기보다는, 숨기고 혼자 속앓이하는 경우가 많다.

그렇기에 가장 좋은 방법은 아이와 평소에 지속적으로 최근의 관심사는 무엇인지, 힘든 부분은 없는지 등에 대해 다양한 주제로 대화하는 것이다. 무작정 보호자의 의사를 관철시키려는 일방적인 대화가 되지 않도록 주의해야 한다. 대화를 통해 궁금한 부분이 해결되지 않는다고 아이를 몰아세우거나, 감정적인 모습을 드러내면 더더욱 마음의 문을 닫고 본인의 문제를 이야기하지 않으려 하게 된다. 항상 아이의 눈높이에 맞추어 대화해야 한다는 것을 잊지 말아야 한다.

Q11. 아이의 틱 증상을 선생님에게 알리는 것이 좋을까요?

A. 아이가 현재 어떤 틱 증상을 가지고 있는지 정확하게 파악하고, 그 사항을 선생님께 전달하는 것은 여러 측면에서 도움이 될 수 있다. 음성 틱으로 인해 수업 시간에 시선이 쏠린다든지, 갑작스러운 근육틱 증상으로 책상을 걷어차서 일순간 부정적인 위화감을 만든다든지 하는 일들이 반복된다면, 주변의 이해를 먼저 구하는 것이 좋다.

실제로 틱장애에 대한 이해가 전혀 없는 선생님들의 경우, 아이들이 보이는 증상을 버릇없는 행동, 감정을 내비치는 모습 등으로 오해하고, 부당한 꾸짖음이나 대우를 하는 일들이 벌어지곤 한다. 담당 선생님에게 질환을 알림으로써 불필요한 오해를 방지할 수 있고, 적절한 배려를 받을 수 있으므로 아이가 자존감을 잃지 않도록 대응할 수 있다.

특히 저학년의 아이들이 틱 증상을 보이는 아이를 이해하고 배려한다는 것은 스스로 하기 어려운 일이다. 틱으로 인해 아이를 놀린다든지, 집단으로 따돌린다든지, 무서워하며 밀어내는 경우들도 있을 수 있다. 이런 경우에도 담당 선생님에게 아이의 질환을 알리고 이해시킴으로써 친구들에게 적합한 교육을 할 수 있고, 문제 양상을 해결할 수 있다.

물론 가벼운 눈 깜빡임이라든지, 자세하고 지속적인 관찰을 통해서만 증상을 일부 확인할 수 있는 수준이라면, 굳이 이런 부분까지 전달할 필요는 없다. 타인에게 불필요한 관찰을 받는다는 느낌, 필요 이상의 과도한 배려를 받는 것 또한 아이의 정신 건강에 도움이 되지 않기 때문이다.

선생님은 아이가 틱 증상을 가지고 있다고 하더라도, 다른 능력적인 부분에서 틱 증상이 없는 아이들과 별다르지 않다는 것을 인지하여야 한다. 틱 증상에 대해 깊은 이해가 없는 선생님들의 경우, 마치 다른 아이들보다 지능이 떨어지는 아이처럼 느껴지게 왜곡된 방식으로 특별나게 대우한다든지, 아이의 증상을 다른 친구들이 있는 앞에서 계속 언급을 한다든지 하여 오히려 강한 위화감을 조성하는 경우도 있을 수 있으니 주의해야 한다. 이렇게 되면 아이는 아이대로 본인을 어딘가 문제가 있고 부족한 사람이라고 단정하게 되고, 주변의 급우들은 아이가 받는 특별 대우가 형평성을 가지지 못한 부당한 대우라고 생각해 더 큰 문제를 야기할 수도 있다.

적절한 배려는 틱장애 아동을 특별 대우하지는 않는 선에서 이루어져야 한다. 만약 수업 중 틱 증상이 심하게 나타나면, 원하는 시점에 언제든 밖으로 나가 아이가 방해받지 않고 혼자 있을 수 있도록 허용해 주거나, 틱 증상으로 인해 핸디캡을 가질 수 있는 과제들에 대해서는 주어진 과제의 양이나 수행 시간 등을 적절하게 조절해 주는 것도 좋은 배려이다.

Q12. 한약을 먹는다고 틱장애가 치료가 될 수 있나요?

A. 한의학에서는 '변증'이라는 개념을 통해 질환에 접근한다. 병이 생긴 원인을 분석하는 것이라고 볼 수 있는데, 어떤 한 질환의 변증이 여러 개일 수도 있고, 또 한 변증을 토대로 여러 개의 질환이 나타날 수도

있다.

한의학에서는 틱장애를 심담허겁(心膽虛怯), 담화요신(痰火搖神), 간기울결(肝氣鬱結), 간심혈허(肝心血虛), 간풍내동(肝風內動), 심비불화(心脾不和) 등과 같은 변증으로 분석하게 된다.

1. 심담허겁(心膽虛怯)

예민하고 겁이 많으며, 가슴이 잘 두근거리고 숨이 차고 식은땀을 잘 흘린다. 꿈을 많이 꾸고 수면 장애가 오는 경우도 있으며, 정신적으로 늘 긴장하고, 피곤하고, 무기력하다. 특히 이런 일이 언제 생길까 두려움과 불안감이 잘 발생한다.

2. 담화요신(痰火搖神)

놀람과 공포로 기울과 담화가 생겨 심신의 동요를 만든다. 가슴이 두근거리고 잠을 잘 자지 못하며, 조그마한 일에도 쉽게 놀라고, 긴장하게 되며, 정신이 맑지 않은 경우도 있다.

3. 간기울결(肝氣鬱結)

양 옆구리가 그득하고 뻐근하며, 입안이 텁텁하고, 쉽게 화를 내거나, 짜증을 내고, 가슴이 답답하고 한숨을 자주 쉰다. 인후에 이물감을 호소하거나 구역질을 하고 묽은 변을 보기도 하며 식욕이 없는 경우가 많다.

4. 간심혈허(肝心血虛)

늘 조마조마하고, 가슴이 두근거리고, 꿈을 많이 꾼다. 손톱이 잘 부러지거나 안구 건조증, 시력 저하, 어지러움이 같이 발생할 수 있으며, 건망증도 잘 생기고, 팔다리에 쥐가 잘 난다.

5. 간풍내동(肝風內動)

어지럽고 떨리며, 경련이 일고 귀울림이 있기도 하며 사지 마비나 이상 감각을 동반한다. 쉽게 화를 내고, 상기되며, 근육 당김을 호소하고 쥐가 잘 나는 경향을 보인다.

6. 심비불화(心脾不和)

깊은 잠을 못 자고 자주 깬다. 식욕이 떨어지거나, 음식 맛이 없고, 헛배가 잘 부르다. 대변도 묽은 경향을 보인다.

7. 심신불교(心腎不交)

가슴이 이따금씩 답답하고, 두근거린다. 머리가 어지러운 경우가 종종 있으며, 입이 마르기도 하고, 깊은 잠을 못 자며 식은땀을 흘리기도 한다.

물론 실제 임상에서 환자와 보호자들께 이 변증을 모두 정확하게 설명하고 이해시키는 일은 불가능하고 너무 소모적인 일이 된다. 따라서 간단하게 '비정상적 요소들로 인해서 생긴 불필요한 병리적 간열'이 문제가 되어 생긴 질환이라고 설명할 수 있다.

(한의학에서 이야기하는 '간(肝)'은 해부학적 '간(liver)'과 일치하는 개

념이 아니라, 간의 생리적, 기능적 역할과 특정 정신적 기능까지 포함하는 함의의 개념이다.)

변증을 정확하게 하고, 치료를 시작하게 되면 개개인에 따라 다르지만 드라마틱한 호전을 보이는 경우가 흔하다. 물론 어려운 한의학적 변증 개념으로만 모든 치료를 설명하지는 않는다. 틱장애 치료에 많이 활용하는 방제 중 하나인 '작약감초탕'의 경우, 골격근 혹은 평활근과 같은 근육의 종류에 관계없이 신체 근육의 경련이 일으키는 증상이 나타난 경우, 그것이 중추성이든 말초성이든 관계없이 모두 진정 효과를 보인다고 알려져 있다. 근 이완 작용(신경근 시냅스 차단 작용, 소화관 평활근 이완 작용)을 통해, 근육통뿐 아니라 틱으로 인해 나타나는 불수의적 근수축을 완화시키는 데 좋은 근거가 될 수 있음을 확인할 수 있다.[27] 뇌 기능 검사와 심리 검사, 증상과 원인에 따른 변증을 통해 환자의 상황에 맞는 정확한 한약 처방을 하면, 별다른 부작용 없이 지속적인 효과가 나타나게 된다.

Q13. 아이에게 틱을 알려주는 것이 좋을까요?

A. 아이가 본인이 틱이라는 사실을 알게 되면 틱에 대해 더 신경 쓰고 의기소침해질 수 있다. 초등학교 저학년이라면 굳이 틱이라는 사실을 말해줄 필요는 없다. 부모가 걱정하는 부분은 가능성이 있는 얘기다. 스스로 제어되지 않는 행동을 하는 자신의 모습을 보면서 걱정과 부끄러

---

27) 일본 동양 의학 회지 제3권 1호 「작약감초탕의 연구(제1보)」

움, 죄의식을 가질 수 있다. 그리고 아무것도 하지 않는 시간에 아이는 틱에 대해 생각하게 되는데, 틱이라는 증상이 머릿속에 떠오르면 그 행동을 하게 된다. 그런 의미에서는 모르는 것이 나을 수 있다.

반대의 경우도 생각할 수 있는데, 자신이 틱장애를 가지고 있다고 주변에 말하고 다니는 경우도 생겨서 주변인들의 시선을 집중시킬 수 있다. 이는 처음에는 장난으로 얘기한 것이지만 나중에는 수치스러움으로 변해 증상 개선에 방해가 될 수도 있다. 치료 사실을 널리 알려 좋은 점보다는 안 좋은 점이 많을 수도 있는 것이다. 이런 경우 친구들이 물어본다면 비염 치료 중이라고 대답하라고 지도하는 것도 방법이 될 수 있다.

초등학교 고학년이라면 아이의 틱에 대해 알려주는 것이 필요할 수도 있다. 틱 증상을 개선하기 위해서는 생활에 제약이 많고 규정을 엄격하게 지켜야 한다. 갑자기 게임도 못하게 되고 TV도 못 보게 된 아이들의 불만은 상당히 클 수밖에 없다. 초등학교 고학년이면 생각이 어느 정도 자라서 적당한 변명으로는 통하지 않는다. 하지만 본인의 틱 증상이 불편하고 개선해야 되는 질환임을 인지시키고 빠른 치료를 위해 이러이러한 생활 관리를 해야 한다고 주문하면 잘 따라오게 된다. 다만, 틱에 대해 알려주되 감기처럼 일시적인 증상이고 치료하면 나을 수 있다고 안심시키면서 말해주는 것이 좋다. 초등학교 저학년, 유치원생이지만 생활 관리를 지키기 어렵다면 '틱'이라는 단어를 쓰지 않고 틱에 대해 간단하게 '눈 깜빡이는 것', '얼굴 씰룩하는 것'을 치료하기 위해서'라고 말해줄 수는 있다.

형제나 친척들에게는 아이의 틱을 미리 말해주는 것이 좋다. 그 사실을 모른다면 증상을 보이는 아이에게 지나친 관심을 가지고 집중하거나 참으라고 지적하는 경우가 생길 수 있다. 이는 치료에 전혀 도움이 되지 않으니 미리 말하여 아이에게 조심해 줄 것을 부탁해야 한다. 친척들을 만날 때 집과는 다른 환경에서 생활 관리에 벗어나는 상황들이 매우 많은 것이 사실이다. 이 또한 미리 언급하여 협조를 받아야 한다.

형제자매들은 틱 아이의 생활 관리 때문에 불편한 점을 많이 느끼게 된다. 그래서 미리 상황을 설명하여 협조할 수 있도록 해야 한다. TV나 컴퓨터, 스마트폰을 틱을 가진 아이만 안 보게 할 수는 없다. 형, 누나, 오빠, 언니, 동생이 마음대로 예능, 만화, 유튜브를 보고 게임을 하면, 본인이 틱 때문에 보면 안 된다는 것을 알면서도 자제하기가 어렵게 된다. 반대로 아이가 틱인 걸 모르고 있는데 본인만 못 보게 한다는 것은 애당초 말이 되지 않는다. 그래서 다 같이 노출을 금지하는 것이 좋다. 부모도 마찬가지다. 생활 관리를 철저히 하는 가정을 보면 거실에서 TV를 없앤다. 아이의 틱이 치료될 때까지 가족 모두가 TV를 보지 않는다. 생활 관리를 철저히 할수록 증상의 호전 속도는 빨라질 가능성이 높아진다.

TV나 스마트폰을 못하게 되면서 아이가 스트레스를 많이 받는 것이 오히려 틱이 더 심해지는 것은 아니냐는 질문을 종종 듣는다. 하지만 반대로, TV와 스마트폰이 도대체 두뇌에 얼마나 큰 자극과 흥분을 주길래 그것을 하지 못하게 했을 때 스트레스를 받아 틱이 더 심해지는 것일까? 두뇌에 미치는 영향이 별거 아닌 작은 자극이었다면, 그런 일이 생기지 않았을 것이다. 때문에 뇌 신경계의 흥분을 조장하는 시청각 매체에 대한 노출은 피해야 한다. 두 번째로, 스트레스는 틱을 악화시킬 수 있지만 어느 쪽이 틱장애 증상 개선에 이득이 더 큰지 저울질해야 한다. 화면 노출을 하게 되면 스트레스는 해소될지 모르겠지만 두뇌 흥분도를 가속화시켜 틱 증상은 더욱 악화된다. 장기적인 관점에서 화면 노출을 하지 않는 쪽이 치료에는 더 긍정적이라고 할 수 있다. 물론 그 시간에 대체할 수 있는 다른 놀이를 찾는 것은 필요하다.

간혹 책을 볼 때 틱 증상을 심하게 보이는 경우가 있는데 틱은 정서적으로 자극을 받을 때 더 강하게 발현된다. 슬프고, 긴장되고, 무섭고, 불안한 어두운 감정도 있지만, 너무 재밌고 즐겁고 흥분되는 감정도 틱에 악영향을 끼친다. 책이 안 좋다기보다는 책 내용에 너무 쉽게 빠져 그 감정을 너무 잘 느낀다면 문제가 될 수 있다. 그럴 경우 재밌고 자극적인 그림이 많은 책보다는 글로 된 책을 추천한다.

학교나 학원 선생님들에게 미리 말해야 하나 고민하는 부모들도 많다. 아동 틱 유병률은 전체의 10-20%로 많은 편이고, 선생님들은 틱 아동들을 많이 접한다. 미리 언급을 해놓으면 수업 시간에 증상이 눈에 띄는지 체크할 수 있고, 틱으로 인한 불편함에 좀 더 신경을 쓸 수 있으며, 아이가 어떠한 상황에서 틱을 하는지, 학교나 학원에서는 참고 집에 와서 많이 하는지도 경과를 관찰할 수 있게 된다. 수업 시간에 음성틱이 계속 나오려 해 이를 악물고 참기도 한다. 이럴 때 잠시 교실 밖으로 나가 답답함을 해소하는 것이 필요하다. 선생님과 미리 얘기가 되어 있다면 이런 부분에서 아이가 조금은 편해질 수도 있다.

치료를 하다 보면 증상이 좋아지면서, 틱 증상이 호전되고 있다는 것을 자연스럽게 본인도 느끼게 되는 것을 보게 된다. 아주 미약하게 남아 본인은 거의 못 느끼는 경우도 있고, 부모한테 본인이 이제 틱을 안 하지 않느냐며 질문하는 경우도 있다. 이럴 때는 못 봤다고 하는 것이 아이의 틱 증상에 대해 상세히 설명해주는 것보다 낫다. 틱에 대한 아이의 불안감을 낮출 수 있으며, 그로 인해 틱에 대해 한 번 더 생각하는 일도 줄어들게 만들 수 있다. 앞서 언급했듯이 틱은 틱을 한다는 생각을 하면 또 하게 되거나 하고 싶은 충동을 불러일으키기 때문이다. 부모가 보기에도 증상이 없어졌다는 말은 아이가 심리적으로 안정되게 도와줄 수 있고 틱 때문에 낮아졌던 자존감도 회복되게 할 수 있다. 꼭 증상이 없어지지 않고 호전되고 있는 상황에서도 마찬가지다. '많이 좋아졌다.', '예전만큼 많이 안 보인다.', '계속 치료하면 앞으로 더 좋아지겠다.' 등의 말로 아이를 응원해야 한다.

Q14. 틱 치료하면서 다른 것들도 좋아졌는데, 그럴 수 있나요?

A. 틱을 치료하면서 '아이가 밥을 잘 먹어요', '비염도 좋아졌어요', '아토피가 있었는데 좋아지고 있어요', '이 약 먹으면 키도 크나요? 키가 많이 컸어요', '집중력도 좋아졌어요' 등의 말을 자주 듣는다.

우선 밥을 잘 먹는 것부터 설명하자면, 틱이 있는 아이들은 보통 예민한 성향을 가진다, 틱이 있어도 밥을 잘 먹는 아이들이 있지만, 예민하다는 것은 평소에 불안, 긴장도가 높다는 것이고 이는 교감 신경을 항진시켜 부교감 신경의 활성이 상대적으로 낮아져 식욕이나 소화력을 낮출 수 있다. 한의원에서의 틱장애 치료는 아이의 불안, 긴장도를 낮추는 힘을 키우는 것이다. 교감 신경의 과항진을 조절할 수 있고, 부교감 신경의 활성화를 유도해 소화 기능을 개선시켜 결과적으로 식욕이나 소화 기능이 함께 개선될 가능성이 있다.

호흡기 질환은 틱 치료에 있어서 항상 관리되어야 하는 부분이다. 그래서 코 세척을 치료와 더불어 필수로 시키고 있다. 두뇌는 호흡을 통해 들어온 산소를 공급받으면서 활동한다. 비염으로 호흡이 불편해지면 공급되는 산소량이 줄어들어 두뇌 기능도 영향을 받을 수밖에 없다. 또한, 비염 때문에 코가 불편하거나 눈이 간지러워 눈을 깜빡이거나 얼굴을 씰룩거리는 행동을 할 수 있기 때문에 틱과 구별하기 위해서라도 비염은 관리되어야 한다. 하지만, 틱 치료가 주가 되기 때문에 비염 치료에 같은 비중을 둘 수는 없다. 신이, 세신, 생강, 길경, 유근피 등의 약재를 추가하거나 증량하여 비염을 개선할 수는 있지만 근본적인 면역력 강화와 비염 치료를 위해서는 틱 치료 이후에 주 치료 목표를 다시 세우는 것이 필요하다.

아토피와 같은 피부 질환은 세포의 예민함을 원인으로 볼 수 있다. 틱 치료의 한의학적 접근은 두뇌의 예민도를 낮추는 것이다. 심리적으로, 신체적으로 아이가 편해지고 컨디션이 좋아진다면 세포의 예민함도 개선되어 아토피 같은 피부 질환도 개선되는 경우가 종종 있다. 하지만 비염과 마찬가지로 치료의 주목표는 아니기 때문에 처음부터 틱과 함께

주 치료목표로 잡고 치료하지는 않는다.

성장은 틱 치료와 어느 정도 연관이 되어 있다. 아이들이 키가 크지 않는 이유는 여러 곳에서 찾을 수 있다. 일반적으로 성장에 악영향을 끼치는 요인은 감기나 비염, 목감기 같은 호흡기 질환에 자주 걸리거나, 입이 짧아서 밥 먹는 양이 적다거나, 밥은 그런대로 잘 먹는데 배변이 좋지 않아 영양분 흡수에 문제가 있거나, 선천적으로 예민하여 스트레스를 많이 받거나, 수면에 이상이 있어 성장 호르몬이 충분히 분비되지 않거나, 지나치게 활동적이어서 소비하는 칼로리가 높거나, 키에 비해 지나치게 체지방이 많은 경우다. 앞서 언급한 것처럼 틱 치료를 하면서 밥을 잘 먹게 되고, 호흡기 질환이 개선되고, 예민함을 조절할 수 있는 힘이 함양되면서 성장 속도가 빨라지는 경우가 많은 것이다.

틱 치료의 생활 관리 영역에는 음식이 포함된다. 요즘 시대에 밀가루나 기름기가 없는 음식을 찾아보기 힘들다. 매일 한식만 차리는 것은 부모의 입장에서 너무나도 힘든 일이다. 하지만 치료가 마무리될 때까지는 노력해야 한다. 장 컨디션은 행복 호르몬인 세로토닌 분비에 영향을 끼친다. 틱이 정서적 불안과 관련이 있는 만큼 심리적 안정을 위해서 장 컨디션을 관리할 필요가 있다. 유산균이 많이 들어 있는 김치나 된장, 청국장은 너무나도 훌륭한 음식이다. 배변 상태가 개선된다면 성장에도 긍정적인 영향을 줄 것이다.

수면 습관이 불량한 이유는 과항진된 두뇌 상태를 원인으로 볼 수 있다. 잠이 안 오거나 깊이 잘 수 없거나 중간에 자주 깨는 것이다. 이는 예민한 성격과도 같은 맥락으로 볼 수 있다. 틱장애 치료는 정서적 안정을 통해 두뇌의 민감도를 낮춰 증상을 억제, 조절할 수 있는 힘을 기르는 것이다. 정서 상황이 개선된다면 수면도 함께 개선될 가능성이 있다. 예민한 성격은 틱이나 수면 장애의 기반이 되는 요인이기 때문에 성격 자체가 바뀌는 것은 어렵겠지만, 겉으로 드러나는 행동들, 공격성이나 불안, 공포감은 개선될 여지가 있다.

한의학에서는 아이들을 소양지체(少陽之體)라 하는데, 아이들의 몸은 양기가 많아 에너지 수준이 높고 활동성이 높은 상태라는 뜻이다. 그런데 활동량이 지나치게 많다면 살이 찌고 성장하는 데 불리할 수밖에 없다. 틱장애는 에너지 수준이 높은 속열과도 관련된다. 두뇌가 예민하다는 것 또한 열적 수준이 높아 기능이 항진되어 있다는 것인데, 틱 치료에는 지나친 열을 발산시키거나 낮추는 약재가 추가되는 경우가 많다. 때문에 틱 치료를 하며 속열이 제어되면서 성장에도 도움이 될 수 있다.

집중력이 부족해 산만한 아이는 불안도가 높거나 두뇌 민감도가 높은 것이 원인이 될 수 있다. 불안, 긴장 상태에서는 한 가지에 차분히 집중하지 못하고 머릿속에 여러 가지 생각들이 떠오르게 된다. 두뇌 민감도가 높다는 것은 외부 자극에 쉽게 집중이 흐트러지는 것이다. 학습 상황에서 나타나는 주변의 모든 일들이 눈에 들어오고 그것에 관심을 가지게 된다. 틱 치료 과정에서 정서적 안정화와 두뇌 민감도 완화를 통해 증상을 개선하기 때문에 아이가 증상도 좋아지고 차분해진 것 같다는 말을 보호자들에게 자주 듣게 된다.

Q15. 틱장애를 치료하고 나면 다시 재발하지는 않나요?

A. 부모들이 종종 하는 질문이다. "혹시 치료하고 나면 재발하지는 않나요?" 먼저 답을 드리자면 대부분은 잘 재발하지 않는다.

우선 한의원의 치료가 보통 집중 치료 기간-관리 기간-관찰 기간을 가지는데, 증상을 호전시키는 집중 치료 기간을 거쳐서, 어느 정도 치료가 다 되어가는 관리 기간 동안 꾸준히 한의원에 내원해서 증상의 재발이나 악화가 있는지 확인하고 중간 검사를 통해 그간 어느 정도의 개선이 이루어졌는지, 그리고 이 정도의 개선 속도라면 언제까지 치료하면 되는지를 예상하여 치료 종결 시점을 잡아 치료 종결 후에도 집에서 아이를 관리하게 한다.

한의학 치료는 몸의 불균형을 치료하여, 과잉된 것은 덜어주고 부족한 부분은 보충함으로써 불안하던 감정과 불균형을 조절한다. 자극에 대해 민감한 수용성을 조절하는 힘을 키우는 과정을 통해 균형 잡힌 기능이 발휘되도록 본래의 기능을 도와주며 자연의 순리에 따르는 치료 원리를 갖는다.

따라서 한약의 치료 과정은 양약의 인위적인 작용처럼 아주 빠른 효과가 나지 않을 수도 있다. 간혹 다음 주가 입학이라 빨리 증상을 없애고 싶어 한의원에 내원하시는 분들이 있지만, 안타깝게도 한약에는 인위적인 신경 차단 등의 효과가 없기 때문에 불가능한 미션이 된다.

인위적인 속효성을 가지지는 않지만 자연적 치료 과정을 거치면서 스스로를 회복시키는 힘이 등락을 반복하는 피드백 과정에서 강화되면서 치료되기에 재발하는 경우가 흔치는 않다. 물론 큰 정서적 충격이나 밤에 잠을 계속 안 잔다거나 하는 등의 과로가 심하다면 재발하는 경우도 있겠지만, 대부분의 경우 성장을 하면서 기본적인 정서의 안정이 이루어지고, 뇌 신경이 발달하기 때문에 정서나 뇌 신경이 퇴행하는 경우가 아니라면 잘 재발하지 않게 되고, 설사 감정적 문제로 인해 재발한다 하더라도 빠른 시간에 쉽게 회복하게 된다.

다만, 여러 문제로 인해 충분한 치료 기간을 거치지 않고, 증상의 일시적인 호전을 치료되었다고 착각하고 치료를 임의 종결한 경우가 있다. 이후 증상이 다시 나타난 것을 재발이라고 생각하는데, 이는 제대로 된 치료가 이루어지지 않은 상황에서 치료가 멈춰진 것이지, 치료 후 증상이 재발한 것이 아니다. 사실 이 경우는 치료 과정 중에 잠시 증상이 소강 상태로 수면 밑으로 살짝 숨어든 것을 치료가 되었다고 오판한 것일 뿐이다.

Q16. 증상이 좋아졌다가 갑자기 나빠지고 널뛰기를 하네요. 왜 그런가요?

A. 틱장애를 치료하다 보면 아무 이유 없이 증상이 갑자기 좋아지기도 하고 또 증상이 나빠지는 경우가 있다는 얘기를 듣는다. 매일 신경 써서 음식을 가리고, 하고 싶은 게임도 열심히 참고 안 하고, 스트레스를 주지 않으려고 많이 신경을 쓰는데, 어느 날 이유 없이 없었던 틱 증

상이 나타나기도 하고, 없어졌던 '음음' 소리를 다시 내기 시작하기도 해서 너무 불안하다고 한다. 또 어떤 날은 갑자기 증상이 하나도 보이지 않아서 다 나았나 싶기도 하다고 한다.

사실 아무런 원인 없이 증상이 나빠지고 좋아지고 널뛰기를 하지는 않는다. 다만 겉으로 드러나는 이유를 찾아내지 못한 것일 뿐이다. 틱장애 증상은 결국 뇌 신경의 과도한 흥분과 긴장에서 오는 것이기 때문에, 뇌 신경이 피곤해지는 모든 원인은 틱 증상을 악화시킬 수 있다. 반면 뇌 신경이 정상적으로 작동이 잘 되는 상태에서는 모든 증상이 좋아지기도 한다.

틱장애를 가진 환자를 관찰해 보면 상당히 높은 비율로 오전에는 증상이 별로 없다가 오후에 증상이 심해지는 공통점을 찾을 수 있다. 즉 밤새 푹 자고 피로가 풀려 있는 상태에서는 몸의 컨디션이 좋기 때문에 뇌 신경의 통제도 잘 되고, 뇌 신경 흥분 요인도 별로 없기 때문에 증상이 약화되었다가, 하루 종일 생활하면서 피로가 쌓이고, 환경적 스트레스에 다시 노출되면서 컨디션이 떨어지게 되면 뇌 신경의 긴장도가 높아지게 되면서 오후가 될수록 틱 증상이 심해지게 되는 것이다.

결국, 틱 증상의 일시적인 호전과 악화는 몸의 컨디션과 주위를 둘러싼 환경적 문제와 밀접하다는 결론에 이르게 된다. 외부에서 보이는 조건이 동일하더라도 개인적인 피로의 누적, 환경에 대한 내적인 부담감 등이 이유 없는 일시적인 틱 증상의 호전이나 악화에 관여할 수 있다.

그래서 서울대학교 출판 문화원에서 출판된 『틱장애』라는 책에서는 "틱 증상은 전형적으로 악화와 완화를 반복하는 경향이 있다. 이로 인해 치료에 의한 효과를 평가하기가 참 어렵다. 그러므로 증상의 추이에 너무 민감하게 반응하여 약의 용량을 바꾸는 일은 삼가야 할 것이다. 대신 증상과 적응 양상을 장기간에 걸친 시각으로 바라보면서 조치해야 한다."고 말하고 있다. 또 "환자와 가족에게 질병을 이해하도록 교육하는 것이 필요하다. 증상이 특별한 이유 없이 또는 치료에도 불구하고 악화되기도 하고 완화되기도 한다는 것을 이해하게 되면 틱이 어느 정도 심해지더라도 불안해하거나 좌절하지 않을 수 있기 때문이다."라고 한다.

결론적으로 틱장애는 겉으로 보이는 아무 이유가 없어도 컨디션에 따라 증상의 호전과 악화를 반복하면서 치료되는 질환이다. 따라서 일시적인 호전과 악화의 증상 변화에 일희일비할 것이 아니라, 어떠한 자극원이 존재하지 않았는지 살피고, 증상 변화를 관찰하여 치료에 도움을 주도록 해야 한다.

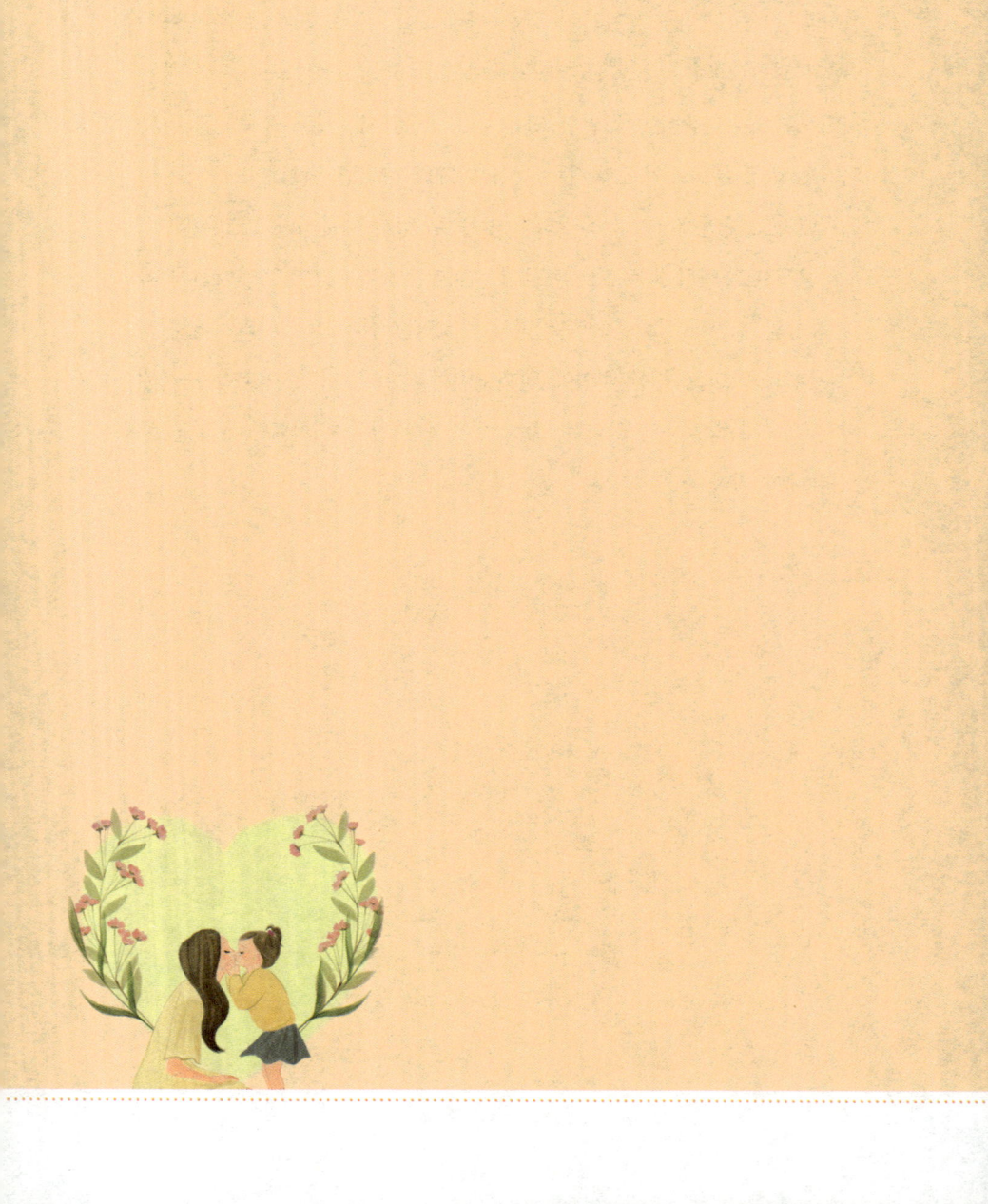

2

ADHD

ADHD의 정의

여러 생활 공간에서 마주치는 아이들을 보며 우리는 여러 가지 평가를 한다. 모두가 뛰어노는 개방된 공간에서 활동량이 많고 말이 많은 아이를 보고 우리는 '활달하다'라는 평가를 내리게 되고, 반대로 이러한 활달한 아이가 도서관과 같은 조용한 공간에서 쉴 틈 없이 움직이고 떠들게 되면 우리는 이 아이에게 '산만하다'라는 평가를 내리게 된다. 이처럼 우리가 평가하는 아이의 성격은 아이가 주변 환경에 얼마나 빠르게 적응하여 그 상황에 어울리는 행동과 태도를 보이는지에 따라 달라진다.

학교나 학원과 같이 정숙하고 집중해야 하는 공간에서 내 아이가 통제에 잘 따르지 못하고 조용한 환경을 못 견디는 모습을 자주 보이게 되었을 때, 우리 아이는 타인들에게 '산만하다'라는 평가를 자주 듣게 될 것이다. 그리고 보호자들의 교육에도 아이의 이러한 모습들이 개선되지 않고 점점 심해지게 되면 보호자들은 내 아이가 혹시 'ADHD는 아닐까' 하고 고민하게 된다.

ADHD는 주의력결핍과잉행동장애를 뜻하는 'Attention Deficit

Hyperactivity Disorder'의 약자로 주의력 부족, 과잉 행동, 충동성을 특징으로 하는 만성적인 신경 발달장애 질환이다. ADHD는 주의력 부족과 함께 과잉된 신체 활동 두 가지를 모두 포함하는 개념으로 소아 정신과 영역에서 가장 흔한 질환 중 하나이다.[28] 여기서 오해하지 말아야 할 것은 ADHD의 용어는 진단명이기 때문에 마지막에 '장애'라는 단어를 붙이지만, 이때 장애의 뜻은 우리가 흔히 알고 있는 생리학적 결손 내지 손상을 뜻하는 '장애(Disability)'가 아닌 '질환의 이름(Disorder)'을 의미한다는 것이다.

ADHD 아동들은 학교와 집과 같은 주요 환경에서 자신의 행동을 적절히 통제하는 데 많은 어려움을 느끼고 자신이 해야 할 일에 집중하지 못하는 성향을 보인다. 또한 쉼 없이 반복적인 행동을 하고 때로는 충동적 성향으로 인하여 스스로를 위험에 빠뜨리기도 한다. ADHD 아이들의 행동이 가장 잘 보이는 곳은 대부분의 아이들이 하루의 가장 많은 시간을 보내는 학교다. ADHD 아이들은 단체 생활에서 충동적인 행동을 일삼고, 차례를 지켜 순서를 기다리는 것에 큰 어려움을 느낀다. 또한 교사의 통제에 따라야 하는 수업 시간에 산만한 행동을 잘 보이고 집중하지 못하여 교사의 지시를 제대로 이행하지 못하기도 한다. ADHD 아동들은 학교에서 불안정한 모습으로 인해 교실 여러 곳을 계속 돌아다니고 신체 일부를 계속해서 움직이는 모습을 보이기도 한다. 또한 ADHD 아이들은 때때로 반항적인 모습으로 인해 다른 아이들과 감정적인 교류를 하는 것이 어려워 사회적 능력이 떨어지기도 한다.

---

28) 대한신경정신의학회, 『신경정신의학 제3판』, 2017.03.01, P188

이처럼 ADHD는 아동기 초기에 발병하여 청소년기, 성인기에 걸쳐 학교, 가정, 여러 상황에서의 대인 관계 등 많은 부분에서 손상을 초래할 수 있다.[29]

---

29) 대한신경정신의학회, 『신경정신의학 제3판』, 2017.03.01, P189

ADHD의 임상적 증상

ADHD의 증상은 아주 어린 시기부터 나타날 수 있다. ADHD가 주의력결핍과잉행동장애를 뜻하는 'Attention Deficit Hyperactivity Disorder'의 약자인 것에서 알 수 있듯이 가장 대표적인 임상 증상은 과잉 행동과 주의력 결핍 증상이다.

과잉 행동이란 행동이 과도하다는 뜻으로 차분하게 가만히 있지 못하고 지속적으로 움직이고 부산한 모습을 보이는 것을 말한다. 이러한 증상으로 인해 ADHD 아이는 다른 아이들보다 더 많이 넘어지고 다치게 되며, 주변으로부터 '시끄럽다', '부산스럽다', '너무 활발하다'라는 평가를 자주 듣게 된다. 또한 충동성이 동반되는 경우도 많은데, 과잉 행동이 극심해져 감정적으로 통제가 되지 않아 난폭한 행동이나 욕설 등의 비정상적인 언어 행동이 발화되는 것이다.

반면 주의력 결핍이란 집중력을 유지하는 능력이 부족한 것이다. 아이는 주의력 결핍 증상으로 인해 좋아하는 게임이나 놀이는 꽤 오랜 시간 집중할 수 있지만 재미가 없거나 반복적이고 힘든 학습과 관련된 활동은 시작하는 것이 어렵고 진행 중에도 자꾸 다른 이야기를 꺼내거나 다른 행동을 하느라 중단되는 경우가 많다.

그러나 이러한 핵심 증상들과 함께 ADHD의 가장 특징적인 점은 바로 '실행 기능의 저하'이다. '실행 기능의 저하'는 곧 '전두엽의 기능 저하'를 의미하기 때문에 '실행 기능의 저하'를 이해하기 위해서는 뇌의 앞쪽 부분에 해당하는 전두엽에 대해서 이해하면 도움이 된다. 전두엽은 오케스트라의 지휘자 역할을 한다고 생각하면 좋다. 오케스트라에는 각자 실력 있는 연주자들이 모이지만 조화로운 연주가 이루어지도록 지휘자가 지휘하지 않는다면 연주는 뒤죽박죽 엉망이 될 것이다.

이처럼 전두엽은 실행 센터 노릇을 하며 여러 가지 생각들을 정리하여 계획을 세우고, 일의 우선순위를 매겨 처리하고, 충동적인 감정들을 조절하고 반응을 억제하는 등의 다양한 실행 기능들을 수행한다. 즉, 전두엽은 의사 결정을 하고, 논리적인 사고를 하는 등의 사고를 주관하는 부위로 인간을 가장 인간답게 유지시켜 주는 뇌의 부위이다.

ADHD의 임상 증상의 가장 큰 특징이 바로 이 전두엽 기능 이상에 의해서 발생한다. 단순히 아이의 증상이 산만하다는 것에서 끝나는 것이 아니라 전두엽의 실행 센터 역할이 부족하면서 나타나는 증상들이 나타나는 것이다.

1. 중요한 일이 무엇인지 우선순위를 정하지 못하고 당장 눈앞에 보이는 일만 처리하려고 하여 정작 중요한 일을 마무리하지 못하는 모습
2. 참을성과 인내심이 부족하여 모든 일에 다급한 모습

3. 정해진 시간 안에 일을 마치지 못하거나 정리 정돈이 잘 안 되는 모습
4. 정서적으로 미숙하여 이성적인 감정 조절이 어렵고 충동 조절이 어려운 모습
5. 무엇인가를 시작하려는 동기 부여가 어렵고 스스로의 문제의식이 없는 모습

이런 것들이 ADHD의 대표적인 임상적 증상들에 해당한다.

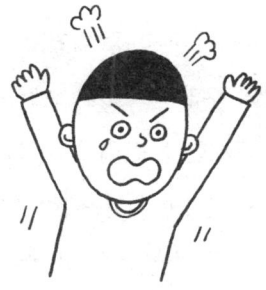
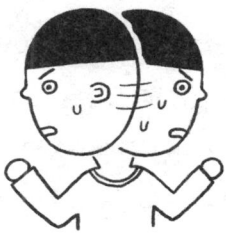

ADHD의 요인

 우리가 흔하게 걸렸다 나았다 하는 대표적인 질환 중 감기가 있다. 이 감기라는 질환의 원인은 200여 개 이상의 수많은 바이러스에서 비롯된다. 감기는 바이러스라는 명확한 원인이 존재한다. 그러나 ADHD는 아직까지 감기처럼 확실한 단일 원인을 찾지 못하고 있다. 따라서 ADHD는 원인이라는 용어보다는 ADHD를 발생시킬 가능성을 높이는 '요인'이라는 용어를 쓰게 된다. 지금부터 ADHD 발병 확률을 높이는 위험 요인들을 지금부터 살펴보도록 하겠다.

1. 유전적 요인

 ADHD는 분명한 가족력을 가진다. 쌍둥이 연구에 의하면 일란성 쌍둥이에서의 일치율이 이란성 쌍둥이에서보다 높게 나왔다. 또한 과다 활동아의 형제자매 중 20%에서 25%가 ADHD 증상을 가지고 있었으며, ADHD에 이환될 위험도 역시 일반인보다 3배나 많았다. 부모가 ADHD인 경우 자녀도 유병률이 높았는데, ADHD의 유전율은 60%에서 90% 정도, 평균적으로 74%인 것으로 알려져 있으며, 환경적 요인이 기여하는 부분은 26% 정도 된다고 할 수 있을 정도로 유전율이 상당히 높은 질환이다.[30]

2. 신경학적 요인

신경학적 요인이란 뇌의 구조나 기능, 연결, 신경 전달 물질에서 정상과는 다른 변화가 나타나는 것을 이야기한다. 현재까지 밝혀진 ADHD의 신경학적 요인으로는 도파민과 노르아드레날린 등의 신경 전달 물질과 전두엽, 기저핵 등의 뇌 부위가 연관이 깊은 것으로 밝혀져 있다.

3. 환경적 요인

아이를 임신 중이거나 아이의 뇌가 발달하는 시기의 환경도 주된 요인으로 꼽힌다. 임신 중 임산부의 음주, 흡연, 심한 스트레스나 신생아가 저체중이거나 미숙아인 경우에도 ADHD 발병률이 높아진다. 부모의 교육 수준이 낮거나 가족 내 심한 갈등, 학교에서의 따돌림 등은 통계적으로 ADHD에 영향을 주는 것으로 보고되고 있다. 또한 임신 중이거나 아이의 뇌가 발달하는 과정에서 납, 살충제 등의 환경 독소에 과량 노출되는 경우나 마그네슘, 아연, 오메가3 등의 영양이 결핍되는 경우, 식품 첨가물을 과다 섭취하는 경우도 ADHD 발병에 영향을 주는 것으로 보고되고 있다.

---

30) Faraone SV, Asherson P, Banaschewski T, Biederman J, Buitelaar JK, Ramos-Quiroga JA, Franke B, Attention-deficit/hyperactivity disorder, Nature Rev Dis Primers 2015;1:1-23
Faraone SV, Larsson H, Genetics of attention deficit hyperactivity disorder, Mol Psychiatry 2018;1.

이처럼 ADHD는 어떠한 한 가지 특정 요인에 의한 것으로 보기 어렵다. ADHD는 앞서 이야기한 유전적 요인, 신경학적 요인, 환경적 요인 등 여러 가지 요인들이 복합적으로 작용하여 축적되면서 발생하는 것으로 이해된다. ADHD에 여러 가지 요인들이 작용하는 만큼 ADHD의 치료 역시 다각적인 접근이 필요하다.

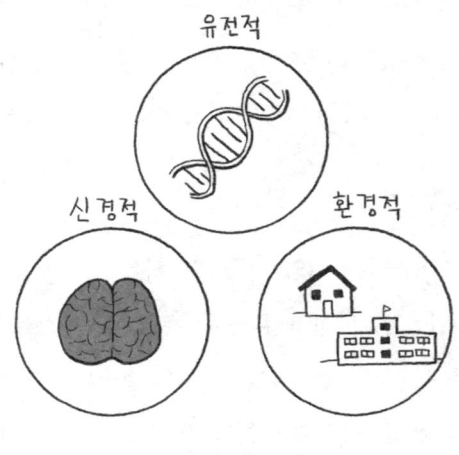

ADHD 주요 요인

ADHD 환자의 뇌는 어떻게 다른가?

ADHD는 단일 병리로 이루어진 질환이 아니며 다면적이고 다양한 원인이 작용한다. ADHD에 작용하는 원인에는 부모의 양육 태도, 사회 경제적 여건, 생애 초기 경험 등의 환경적 요인들도 있지만 뇌의 신경 생물학적 요인이 더욱 결정적인 것으로 알려져 있다. 즉, ADHD 아이들의 뇌는 그렇지 않은 아이들의 뇌와 다른 점이 존재한다는 것이다. ADHD에서 주의 깊게 봐야 할 것은 뇌의 구조적 이상과 뇌 기능 발달 저하와 뇌의 기능적 이상이다.

ADHD 아동들의 뇌 크기는 일반 아동들의 뇌에 비해 3~5% 정도 작다고 한다. 특히 뇌의 부위 중 신체의 활동과 근육을 억제하는 역할을 담당하는 기저핵의 크기가 작다는 것이 반복적으로 보고되었다. 또한 대뇌피질 역시 일반 아동들과 비교해 두께가 얇고 3년가량 성숙이 지연된다고 한다. ADHD 아동들 중 성인이 되면서 자연스럽게 ADHD 증상이 줄어드는 경우가 있는데 이 경우 상대적으로 작았던 기저핵 크기가 정상화되고 대뇌 피질의 두께가 뒤늦게 두꺼워지는 것을 보면 뇌의 이 부위들이 ADHD의 병리에 있어 핵심적 위치일 것으로 추정되고 있다.

또한 이성과 사고, 정보 처리 기능을 담당하는 전두엽이라는 뇌의 부위가 있다. 전두엽은 행동의 조절과 억제 기능과도 깊은 관련이 있는데, ADHD 아동들은 이 전두엽 부분이 일반 아동들과 비교하여 약한 경우가 많다. 전두엽 기능이 약한 경우 정보를 정리하고 선택하는 것, 이성적인 생각을 하는 것에서 어려움을 느끼게 된다. 이로 인해 스스로 생각을 정리해서 행동으로 옮기기보다는 눈으로 보이는 것, 귀에 들리는 것에 이끌려 충동적 행동을 행하거나 하나의 일에 집중하기 어렵게 되는 것이다.

앞서 이야기한 기저핵, 전두엽 등의 뇌 부위들이 제대로 기능하기 위해서는 신경 전달 물질의 역할이 매우 중요하다. 신경 전달 물질이란 신경과 신경 사이에서 정보를 전달하는 물질로 여러 가지가 있는데, ADHD에 있어서는 도파민과 노르아드레날린이라는 신경 전달 물질의 역할이 가장 중요하다. 도파민은 운동 기능, 학습 기능, 의욕 등과 관련 있고 노르아드레날린은 대뇌피질로 각성을 전파하여 깨끗한 의식으로 무언가에 집중하고 의욕을 일으키는 것과 관련 있는 신경 전달 물질이다. 이러한 신경 전달 물질끼리 정보 전달이 제대로 이루어지지 않게 되면 두뇌 기능이 저하되어 ADHD의 대표 증상인 충동적 행동, 집중력 저하, 과잉 행동 등이 나타나게 된다.

ADHD 아동의 경우 일반 아동들과 비교했을 때 비정상적인 뇌파 소견이 보이기도 한다. ADHD 아동은 뇌파 검사에서 일반 아동들과 비교하여 전두엽에서 theta파가 늘어난 것이 보였고, 복합형 ADHD 아동들은 beta파가 늘어나 있었으며, 이러한 아동들은 감정 기복이 심하고 분노 폭발의 성향을 보인다는 연구 결과가 있었다.[31]

---

31) 대한신경정신의학회, 『신경정신의학 제3판』, 2017.03.01, P192

ADHD에
쉽게 동반되는 질환

ADHD는 주의력 결핍, 과잉 행동, 충동성이 주된 증상인 질환이다. ADHD가 과거에 비해 늘고 주목을 받는 이유는 해를 거듭할수록 늘어나는 학업 및 경쟁, 급격히 변해가는 사회적 환경으로 인한 스트레스 때문이다. 특히나 학교라는 공간에서 아이들은 열심히 공부하고 결과를 평가받으며, 그 결과에 따라 상위 학교에 진학하게 된다. 이러한 분위기 속에서 단체 활동에 제대로 참여하지 못하고 수업의 진행을 방해하는 아이는 주위 또래들로부터 소외될 수밖에 없다.

ADHD 아동들은 어딜 가나 눈에 띄고 주변 아이들에게 항상 피해를 주고 있다고 여겨진다. 이러한 분위기를 아이가 느끼기 시작하게 되면 점차 자존감 하락, 학업상의 어려움 등 문제점을 초래하게 된다. 문제는 여기서 그치지 않고 ADHD와 더불어 여러 질환들을 유발하여 아이를 더욱 큰 어려움에 처하도록 한다는 것이다. 그중 가장 대표적인 동반 질환 하나를 꼽으라면 '틱장애'를 들 수 있다.

틱장애

틱장애란, 특별한 이유 없이 신체 일부분을 빠르게 움직이는 이상 행동을 보이거나 이상한 소리를 내는 것을 말한다. 대표적인 틱장애 증상으로는 눈을 깜박이거나 코를 찡긋거리기, 입을 딱딱 벌리기 등의 운동 틱이 있고, 헛기침하기, 코를 킁킁거리기, 욕설을 내뱉기 등의 음성틱이 있다. 이러한 증상들로 인해 틱장애 아동들은 주변 친구들에게 "너는 왜 자꾸 눈을 깜빡이니?", "너는 왜 시도 때도 없이 기침 소리를 내니?" 등의 질문을 받곤 한다. ADHD만으로도 아이는 눈에 띄고 친구들에게 소외받는데, 여기에 더해 틱장애 증상까지 보이는 아이는 점차 주변 친구들로부터 멀어지게 되고 종국에는 대인 관계의 어려움, 학교에서의 고립 등의 상황까지 초래하게 된다.

ADHD와 틱장애는 뇌신경학적인 요인으로 인해 상호 연관성이 높은 질환이다. 여러 연구를 통해 ADHD와 틱장애 두 질환 모두 특정 신경 회로들을 연결하는 뇌 기능의 이상과 연관이 있음이 밝혀졌다. 실제로 유소년의 대표 3대 신경 정신 질환을 꼽으라면 ADHD, 틱장애, 강박증을 들 수 있다. 일반적으로 아이의 성장에 따라 ADHD, 틱장애, 강박증의 순서로 발병하는 경우가 가장 많다.

ADHD 아동들의 약 30%~50%가 틱장애를 동반하고, 반대로 틱장애를 가진 아이들의 32%는 ADHD를 동반한다. 실제로 임상에서도 ADHD로 진단받은 아이들의 절반 가까이가 틱장애 증상을 동반하여 내원한다. ADHD만 있는 아이들에 비해 ADHD와 틱장애를 함께 가지고 있는 아이들은 ADHD의 증상인 과잉 행동 증상과 충동성이 더욱 심하게 나타나며, 심한 경우 심각한 정서의 문제나 행동 문제를 동반하기도 한다. 따라서 ADHD 증상과 틱장애 증상이 함께 동반되는 경우에는 아이의 상태를 더욱 주의 깊게 살펴 적극적인 관리와 치료를 고려해야 한다.

틱장애의 특징은 아래와 같다.

1. 일시적으로 잠깐 참을 수는 있지만, 언젠가는 틱을 해야만 편안함을 느낀다.
2. 시간에 따라 하루 중에서도 틱의 강도와 빈도의 변화가 다양하게 일어나며 낮보다는 저녁에 증상이 더 많이 보인다.
3. 스트레스나 불안, 초조, 흥분 상황에서 증상의 발현이 좀 더 심해지며, 피로가 누적되었을 때도 증상이 악화된다.
4. TV나 컴퓨터, 스마트폰을 할 때 증상의 발현이 더 심하게 나타난다.

적대적 반항장애[32]

적대적 반항장애는 선생님, 경찰관 등 권위를 가진 사람들에게 비협조적이고, 반항적이며, 순종적이지 못하고 적대적인 행동이 지속되는 경우로 정의하고 있다. 반항적이고 불복종적이며 도발적인 행동을 보이지만 반사회적 행동이나 공격적 행동이 두드러지지 않는 것을 특징으로 한다. 자주 어른들과 다투기도 하고, 쉽게 흥분하고 화를 내며, 규칙을 준수하지 않고, 어른의 요구나 규칙을 무시하거나 거절하고, 자신의 실수나 잘못된 행동에 대해 남 탓을 하기 쉬우며, 고의로 타인을 귀찮게 하고 괴롭히거나 보복 행동을 보이기도 한다. 이와 같은 행동이 네 가지 이상

---

32) 문장원 외 1명, 『품행장애와 적대적 반항장애의 발달 경로 탐색』, 2021

빈번하게 발생하면 적대적 반항장애로 간주한다. 학교생활이나 일상생활에서 이러한 상황이 지속되어 품행장애로 이어지기도 한다.

품행장애와는 다르게 다른 사람의 권리에 대한 중대한 침해는 없지만, 도발적이고, 불복종적인 행동을 특징으로 한다. 이와 같은 행동의 대상은 선생님과 부모인 경우가 많으며, 또래 관계에서도 나타나기도 하지만 강도가 약하다. 초등학교 입학 전에 분명해지기도 하지만, 보통 8~10세에 시작하여 14~15세에 뚜렷해진다. 적대적 반항장애의 유병률은 2~16%로 추정하고 있으며, ADHD, 학습장애, 우울증 등과 동반되는 경우가 흔하다. 특히나 적대적 반항장애와 ADHD는 35~70%까지 겹친다는 보고도 있다.

품행장애[33]

품행장애는 사회적으로 용납되지 않는 공격적, 도덕적 행위를 반복적, 지속적으로 행하여 다른 사람의 권리를 침해하거나 중요한 사회 규칙, 규율, 규범을 어겨 중대한 지장을 일으키는 장애를 의미한다.

연구에 따르면 품행장애의 평생 유병률은 9.5% 정도이고, 남자의 경우 여자에 비해 3~4배 정도 흔하게 발병하며, 이른 나이에도 남성호르몬인 테스토스테론의 농도가 높을 경우 공격적인 행동이 나타난다. 이외에도 지능이나 학업 성취도가 낮은 경우, 사회경제적 계층이 낮은 경우, 부모의 불화나 학대 속에 자란 경우 발병의 위험성이 더 높아진다.

품행장애의 증상은 크게 4가지 유형으로 나뉘는데, 첫 번째는 사람과

---

[33] 대한신경정신의학회, 『신경정신의학』, 아이엠이즈컴퍼니, P498-P502

동물에 대한 공격성, 두 번째는 재산의 파괴, 세 번째는 속이기 또는 훔치기, 마지막으로 심각한 수준의 규칙 위반이다. 품행장애는 16세 이후에는 거의 발병하지 않지만 아동기 발병형일 경우 적대적 반항장애가 선행되는 경우가 많으며 예후가 불량하고 증상이 심하게 나타나는 경향이 있다. 또한 만성으로 발전될 경우 성인이 되어서 반사회적 성격장애가 발생할 가능성이 높아진다.

성격장애

연령이 높은 소아 환자에서는 약물 남용이 자주 동반 질환으로 나타나는 반면, 성인에서는 반사회성 및 경계성 성격장애가 일반적인 동반 질환이다. 또한 스스로를 ADHD로 의심하는 가장 가까운 성격장애로는 자기애성 성격장애, 강박성 성격장애 등이 있다.

ADHD로 주변에서 부정 평가를 자주 듣거나 자존감 저하 등을 이유로 우울, 불안 등의 증상이 동반하거나 방어 기제가 강해지면서 사람들에게 적대적인 감정을 갖는 경우가 있는데, 이때 반사회성 성격장애를 동반하기도 한다. 반사회적 성격장애와 ADHD를 가지고 있는 사람은 '낮은 각성 상태'라는 공통점이 있어 성취와 만족을 위해 극단적인 활동이나 자극을 요하는 경우가 있는 것으로 추정된다. 실제로 반사회적 성격장애의 경우 ADHD를 진단받은 경우가 그렇지 않은 경우에 비해서 10배가량 많은 것으로 알려져 있다.[34]

---

34) Mannuzza S, Klein RG, Bessler A, Malloy P, and LaPadula M. Adult outcome of hyperactive boys. Educational achievement, occupational rank, and psychiatric status. Arch Gen Psychiatry 1993;50: 565-576.

ADHD로 진단받은 이후 후기 사춘기와 성인기에 진입하면 일부 환자는 하나 이상의 성격장애를 동반 진단받는 경우가 있다. 18세 이전에는 성격장애보다는 품행장애로 진단되는 경우가 많기 때문이다.

경계성 성격장애 환자는 버려지는 것에 대한 불안이 매우 커서 실제로 혹은 상상으로 버림받는 것을 피하기 위해 노력하며, 대인 관계가 불안정하여 자주 이상화와 평가 절하를 반복하거나 정체성 장애와 충동성, 정서적 불안정성, 부적절하며 강렬한 분노와 분노 표현 등을 보이는 경우가 많다.

ADHD와 경계성 성격장애는 충동성, 감정 조절의 어려움, 인지적 장애 등의 공통적 특성을 보이며 물질 남용, 대인 관계의 어려움, 낮은 자존감, 사회 적응의 어려움 등이 공통적으로 보인다.

양극성 장애(조울증)

원인론적 측면에서 양극성 장애와 ADHD는 동반될 경우 두 질환 모두 전전두엽의 이상이 발견된다는 의견도 있고 실제 두 질환의 공통점이 많아 임상에서 구분이 어려운 경우가 많다. 간혹 조증과 과잉 행동 장애를 구별하기 어려울 때가 있는데, 실제로 양극성 장애 진단을 받은 아동의 절반 이상에서 ADHD의 진단 기준을 만족시키며, 이러한 경향은 성인에서도 마찬가지로 양극성 장애 중 상당수에서 ADHD를 진단할 수도 있다. 때문에 임상에서는 실제로는 양극성 장애의 환자가 환자의 주장이나 더 경미한 질환이라는 이유로 ADHD로 잘못 진단받는 경우가 종종 있는 것 같다. 따라서 정확한 감별이 되기 전까지, 투약한 약물의 경과를 잘 관찰하는 것이 필요하다. 예를 들면 ADHD 정신과 양약 일부가 조울증의 증상과 경과를 악화시켜 기분 들뜸, 수면 감소와 조증 및 경조증을 유발 가능성이 있기 때문이다.

두 질환은 부주의, 큰 감정 기복과 충동성, 학습장애 등 많은 유사점이 있으나 소아에 있어 기분 상승과 과대감 등을 통해 ADHD를 구분하기도 하고, 양극성 장애에서의 과잉 행동은 지속되지 않고 일회성, 단기로 나타나는 경우가 더 많다.

ADHD에서 양극성 장애가 동반될 경우 그렇지 않은 경우에 비해서 더 심각한 경과와 잦은 기분 변화를 보이며, 다른 정신과 질환 등의 공존 장애가 잘 동반될 수 있는데, 특히 조증이 동반될 경우 그렇지 않은 경우에 비해서 주요 우울 증상, 다양한 불안 증상, 품행장애/적대적 반항장애 등이 함께 보일 가능성이 높아지기에 사회적 기능의 심한 손상을 보일 수 있다.

신경 심리학적 소견에 따르면 간섭 조절, 실행 기억, 인지적 유연성 등과 관련된 부위에서 두 질환이 차이가 있어 감별 진단이 필요하다.

성인 ADHD도 존재하는가?

성인 ADHD 증상은 영역별로 차이를 보이는데, 소아청소년기에 보이던 과잉 행동은 줄고, 주의력 결핍과 충동성 항목이 우세하게 나타나는 특징이 있다. 보통 환자는 오랜 시간 이런 문제를 가지고 있기 때문에 질환으로 인식하기 어려우며 성격이나 능력의 문제로 인식하는 경향이 있다. 따라서 과거에는 성인 ADHD를 흔하지 않은 것으로 생각하는 경향이 있었다.[35]

그러나 최근 20세 이상 ADHD 환자 수는 2014년 3,800여 명에서 2018년 1만 2,500건으로 3.2배가량 증가했는데, 유병률이 증가했다기보다 성인 ADHD의 치료에 대해 다양한 정보가 증가하면서 잠재군의 진료 건수가 증가한 것이 이유로 생각된다. DSM-5에서 평균 유병률은 아동은 약 5%, 성인은 약 2.5%로 보고되고 있다.[36] 장기

---

35) Hill JC, and Schoener EP. Age-dependent decline of attention deficit hyperactivity disorder. Am J Psychiatry 1996;153:1143-1146.
36) American Psychiatric Association. Diagnostic and statistical manual of mental disorders (DSM-5). Washington, DC: American Psychiatric Assocition; 2013.

간 추적 관찰을 한 다른 연구에서는 아동기에 ADHD로 진단된 환자의 30%~70%가 청소년기를 거쳐 성인이 되어도 진단 기준을 만족하여 1%~6%의 유병률을 기록했다.[37]

증상으로는 흔히 가정 및 직장에서 사소한 실수를 반복하거나 업무 처리가 미숙하고 게으르다는 평가를 받는 등 긍정적으로 인정받지 못하고 생활 전반의 장애를 보이는 경우가 많다. 조용한 시간에 차분히 있기 어렵고 정해진 시간 내에 일을 마치지 못하며 부주의에 의한 사고가 많거나 여러 가지 일을 자꾸만 벌이지만 제대로 끝내지 못하고 직장 생활과 대인 관계가 불안정하고 자주 바뀌는 등의 모습을 보인다. 아동기의 발병이 성인이 되어 증상 호전이 되더라도 여전히 대다수 환자가 기능의 어려움을 겪는 것으로 보고되고 있어서 더 많은 범죄 행위, 낮은 직업적 성취, 생산성의 저하, 부정적인 결혼 생활 등을 보이는 것으로 알려져 있다.[38]

진단은 남성에게 더 많이 이루어지지만, 진단되지 않은 여성 또한 상당히 많다. 여성은 남성에 비해 과다 행동이 적고 병원을 방문해서도 ADHD에 대한 호소보다는 다른 증상에 대한 호소를 더 많이 하기 때문이다.

성인 ADHD를 평가하기 위한 도구는 현재 증상을 평가하는 도구와

---

37) Park S, Cho MJ, Chang SM, Jeon HJ, Cho SJ, and Kim BS et al. Prevalence, correlates, and comorbidities of adult ADHD symptoms in Korea: results of the Korean epidemiologic catchment area study. Psychiatry Res 2011;186: 378-383.
38) The Guideline of Diagnosis and Treatment of Attention-Deficit Hyperactivity Disorder: Developed by ADHD Translational Research Center, J Korean Acad Child Adolesc Psychiatry 2016; 27(4): 236-266

이전 아동기의 증상을 후향적으로 평가하는 도구로 나누어지는데 일반적으로 ADHD의 선별에는 WHO에서 공식 진단 도구로 지정한 Adult Self Report Scale를 비롯해, Conners 성인 주의력결핍과잉행동장애 평정 척도(Conners' Adult ADHD Scale), 성인 주의력결핍과잉행동장애 평가 척도(AARS) 등을 사용하게 되고, 선별 검사상 양성 소견이 보이면 다른 정신과적 질환과 감별 진단을 하게 된다.

소아 ADHD와 진단 도구는 같거나 비슷하지만, DSM-5에 의하면 반드시 12세 이전에 진단 기준을 만족하는 증상이 있어야 하며 가족 등 주변인에 의한 평가 등 좀 더 면밀한 검토가 필요하다. 사회 활동, 학업, 직업 기능의 방해 혹은 질적 저하의 명백한 증거가 필요한 것이 특징이다. 따라서 교과 과정을 무리 없이 이수했는지에 대한 평가는 진단에 중요한 정보가 될 수 있다.

성인 ADHD의 경우, 과잉 행동 증상이 없이 부주의, 집중력 저하 등의 문제가 주로 부각되지만 일부 환자에서는 충동적이고 가만히 있지 못하는 증상을 가지기도 하기 때문에 이러한 증상들이 ADHD에서 공존하는 것으로 알려진 사회공포증, 양극성장애, 반사회성 성격장애, 우울장애, 불안장애 등과의 연관성도 확인이 필요하다. 공존 증상이 있다면 해당 질환을 치료에 포함 및 선행하는 것이 더 효율적일 것으로 예상된다.

치료는 전두엽 기능 장애와 전전두엽 기능을 조절하는 도파민과 노르에피네프린 등의 호르몬 분비 이상이 질환을 유발하는 뇌 기능 자체에 문제가 있기 때문에 약물 치료가 고려 대상이 된다.

이외에도 인지 행동 치료는 약물 치료 효과를 높이는 효과가 있다. 잘

못된 생각과 행동을 교정하는 방법으로는 첫째, ADHD 환자는 주변의 자극에 주의를 쉽게 잃기 쉽기 때문에 주의 산만을 최소화하는 주변 환경을 만들고 정리, 소음 등을 줄이는 것이 필요하다. 둘째, 제한된 시간을 활용하는 것의 어려움과 직업 유지 측면에서의 어려움을 겪기에, 미리 계획을 세우고 시간 관리를 하는 연습을 하고 우선순위를 메모하는 등 노력이 필요하다. 기억력 감퇴가 동반되는 주의력 저하를 감안한 연습이 필요하므로 계획에 따라 메모 등을 적극 활용하는 것을 권장한다. 셋째, 대인 관계 향상을 위한 노력을 게을리하지 않아야 한다. 환자는 주변에서 부정적 평가를 수년간 받아왔을 텐데, 많은 경우 자존감 저하, 심리적 위축 등을 경험하면서도 이를 본인 성격 때문이라고 판단해서 불필요한 자괴감을 갖기도 한다. 지나치게 감정적인 상태에서는 판단을 유보하거나 중요한 결정을 미루는 것과 대인 관계에 영향을 줄 만한 결정은 한 번 더 생각해보고 신중히 결정하는 등의 노력을 통해 지속적이고 안정적인 관계를 유지하는 것이 치료에도 도움이 된다.

왜 ADHD를 치료해야 하는가?

ADHD는 앞에서 언급했듯이, 과잉 행동과 충동성은 나이가 들면서 자연히 개선되는 경향도 분명 있지만, 주의력 결핍의 성향은 그렇지 않아 보인다. 이 때문에 아직까지 우리 주변에는 ADHD를 질환으로 인식하지 못하고, 그 또래의 아이들에게 보이는 철없음이나 활발함으로 잘못 생각하고 적절한 치료의 기회를 놓치는 경우가 매우 많다.

ADHD를 가진 어린이의 70%는 청소년기까지, 50%는 성인기까지 증상이 이어지는데, 10세 이전의 발병 비율이 97%로 대부분의 ADHD 환자들은 학령기에 발병하는 것으로 알려져 있다. 정상적인 발달 과정에서의 행동과 ADHD 증상을 구분하는 것은 쉽지 않지만 학령 전기에 ADHD를 진단받은 소아들이 이후까지도 지속되는 양상을 어렵지 않게 확인할 수 있다. 이런 정보를 고려하면 결론적으로 다음의 이유로 ADHD는 반드시 치료해야 하며, 치료 시기에도 적절한 때가 있다는 결론을 내릴 수 있다.

첫째, 뇌를 발달 단계에 따라 확인 시 ADHD 환아의 전두엽 발달은 또래보다 늦는 경향이 있어 주의, 집중 능력을 조절하는 뇌 발달의 문제로 ADHD를 이해하는 것이 바람직하다. 학령기 학습 부진, 우울-불안장애, 반항장애, 품행장애 및 청소년기 비행과의 관련성에 대한 내용을 보고하는 연구가 계속 늘고 있기에 이런 발달의 문제를 고려한, 적절한 시기의 치료를 조기에 권하는 것이다.

둘째, 소아 정신의학에서 ADHD 동반 질환은 대부분 진단 시에 필연적으로 나타나는 경향이 있으며, 전체의 약 30%만이 ADHD 단독 진단에 해당한다.[39] 가장 명확한 동반 질환은 반항장애(ODD)와 품행장애(CD)로, 대부분의 환아는 눈치가 없거나 이기적이라는 부정적인 평가를 받기 쉽고, 이에 따라 자존감 저하, 우울, 불안 등의 정서적인 문제가 2차적으로 야기되는 경우가 많다. 즉, ADHD의 조기 치료는 이런 문제를 예방하거나 효과적으로 개선시키기 위해 반드시 필요한 선결 과제이기도 하다.

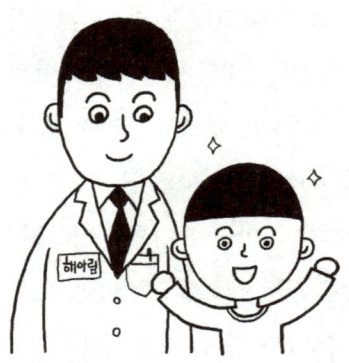

---

39) Caron C and Rutter M. 1991. Comorbidity in Child Psychopathology: Concepts, Issues and Research Strategies. J Child Psychol and Psychiat 32(7): 1063-80.

ADHD의 한의학적 치료 원리

    한의학에서는 ADHD 치료에 있어 불안정한 뇌 기능으로 인해 발생하는 심리를 안정시키고 충동성과 공격성을 낮추며 각성을 도와 주의 집중력을 높이는 힘을 키우는 방향으로 접근한다. 한약 처방을 주 치료로 하여, 침 치료, 약침치료, 전침치료, CST 경추 추나 요법, 생기능 자기 조절 훈련, 감각 통합 훈련 등을 선택적으로 병행한다.

    한의학적 치료는 호르몬과 뇌 신경계에 직접적으로 작용하는 것이 아니라, 두뇌가 스스로 호르몬과 뇌 신경계의 기능을 조절할 수 있는 힘을 기르는 치료이기 때문에 치료가 종결된 후에도 충동성이나 공격성을 제어하고 집중력을 유지할 수 있다는 장점이 있다. 즉 진통제처럼 일시적으로 증상을 억누르는 것이 아니라 변증을 통해 안와전두엽, 시상, 뇌간, 기저핵 등의 기능적 불안정성을 만드는 두뇌의 불균형 상태를 개선하여 스스로 제어가 가능한 상태로 만들게 된다.

    한의학에서는 ADHD를 일으키는 체질적 원인을 다음과 같이 나누어 치료를 한다.

1. 번조(煩燥)형

번조형 ADHD는 일단 소위 말해서 몸에 열이 많은 체질로, 흥분이 되는 상황이나 답답한 장소에서는 신체에 열이 오르면서 성격이 예민해지고, 잠 자체도 숙면을 취하지 못하는 경우가 많다. 평소에도 증상을 보이지만 한 번씩 폭발적으로 심해지는 양상을 띠게 된다.

열 자체가 과하진 않지만 열을 제어해주는 진액이 부족한 경우에도 열상을 띨 수 있다. 이는 음허조열(陰虛潮熱)의 양상으로 뛰어다니고 높은 곳에서 뛰어내리고 가만히 있지 못하지만, 일포조열(日晡潮熱)로 인해 해질녘이면 좀 더 힘들어하는 모습을 보인다.

2. 계(悸)형

계형 ADHD는 우리 신체가 어떠한 변화나 자극에 대해 반응하고 그 자극이 사라지면 곧 몸이 평소의 정상 상태로 되돌아가야 하는데, 이러한 몸이 평정 상태로 되돌아가 중심을 잡는 능력이 부족한 형태를 말한다. 외부 자극에 민감하게 반응해, 주변에서 일어나는 조그마한 일에도 온 신경이 쏠리게 된다. 작은 일에도 깜짝깜짝 놀라고 굉장히 민감하게 반응하며, 환경에 대한 적응력이 떨어지기 때문에 환경의 변화를 두려워하게 된다.

3. 흉만(胸滿)형

흉만형 ADHD는 흉부에 독소가 울체되어 머리나 가슴, 어깨, 팔 등으로 상부로 병이 나타나고, 늘 가슴이 답답하거나 그득함을 호소한다.

가슴이 늘 그득하게 차 있는 느낌이 있기 때문에, 양치질이나 장거리 여행 등의 자극이 있으면, 유난히 헛구역질이 심하고 가슴과 윗배에서 꼬르륵거리는 소리가 잘 나게 된다. 스트레스도 많으며, 무의식에 반항 심리가 자리 잡아 문제 행동을 보일 수 있다. 학업 스트레스와 그에 따른 부모와의 갈등, 학업과 관련이 없어도 얌전하지 못한 모습에 지속되는 꾸지람과 지적에 반항 심리가 드러나기도 한다.

4. 각성장애(覺醒障碍)형

각성장애형 ADHD는 피부 및 호흡기 계통의 순환이 안 되는 것이 가장 큰 유발 원인이다. 호흡기에서 산소를 받아들이는 것에 문제가 있기 때문에, 뇌는 만성적으로 산소 부족 상태에 놓이게 되고, 제대로 기능을 하지 못하는 경우가 많다. 두뇌 각성도가 저하되어 집중력이 낮고 멍한 모습을 보이는 조용한 ADHD가 이에 해당되는 경우가 많다. 한 번 잠이 들게 되면 흔들어 깨워도 한 번에 잘 일어나지 못하며, 머리는 늘 몽롱하고 무슨 말을 해도 곧바로 알아듣지 못하기 때문에 부모의 말을 제대로 듣지 않는 것처럼 보이게 되며, 한곳에 집중하는 능력도 저하되게 된다.

이에 따른 4가지 유형의 ADHD를 치료하는 한약 처방으로는 억간산, 백호탕, 시호가용골모려탕, 감맥대조탕, 반하후박탕, 귀비탕, 온담탕, 계지가용골모려탕, 월비탕 등이 있으며, 임상적인 면에서도 많은 과학적인 연구가 이루어진 상태다.

변증을 통해 기준이 되는 처방을 선정하고 양상에 따라 약재를 가감하게 된다. 몸이 열상을 띠어 갑갑해하고 예민한 번조(煩燥)형 환자들은 치자나 석고를 사용해 열을 꺼 주고, 늘 불안하고, 가슴이 두근거려 자극에 대해 크게 반응하는 계(悸)형 환자들은 복령이나 계지를 사용하여 불안을 해소한다. 흉부에 독소가 울체되어 가슴이 늘 답답한 환자들은 진피나 지실을 사용하여 답답함을 풀어주며, 몽롱한 상태의 각성장애(覺醒障碍)형 환자들에게는 석창포나 원지, 마황을 사용하여 각성도를 높여준다. 스트레스가 많아 화를 분출하는 아이들은 황련이나 시호, 향부자를 사용하여 스트레스를 완화시킨다.

ADHD의 정신과 약물 치료

ADHD에 대한 병태생리학적 정보가 밝혀지기 전에는 부모의 잘못된 양육이 아이의 ADHD 증상을 만든다는 이론으로 행동 치료적인 접근이 주를 이루었다면 이후 신경화학적 이상 소견이 보고되면서 이를 조절할 수 있는 약물들이 개발되기 시작하였다.[40]

가장 효과적인 것으로 알려진 것은 중추 신경 자극제(각성제)로 덱스트로-암페타민, 메틸페니데이트라는 두 계열의 약물과 최근 비각성제로 개발된 아토목세틴이 있다. 이 중 덱스트로-암페타민은 미국에서는 합법적인 약물이지만, 국내에서는 마약류로 분류되어 생산, 수입이 금지되어 있다.

현재 ADHD 치료제로 한국 식품의약품안전처의 승인을 받은 약물로는 중추 신경 자극제 중 메틸페니데이트, 비중추 신경 자극제 중에는 아토목세틴과 클로니딘이 있다. 그 외 삼환계 항우울제와 부프로피온이

---

[40] 이수민 외, 「주의력결핍과잉행동장애 진단 및 치료: ADHD 중개연구센터 가이드라인」, J Korean Acad Child Adolesc Psychiatry 2016;27(4): 236-266

ADHD 증상을 호전시키는 것으로 알려져 있지만 FDA의 승인을 받지 못해 off-label(적합한 약이 없을 때 의료 기관이 식약처가 허가한 의약품 용도(적응증) 외 목적으로 약을 처방하는 행위)로만 사용 가능하다.[41]

약물 치료의 원칙[42]

중추 신경 자극제 혹은 아토목세틴을 1차로 선택하며, 아동 및 약물의 특성, 즉 효능, 지속 시간, 제형, 가격 등을 고려하여 선택한다. 가격 문제를 제외하면 속방형보다는 작용 시간이 긴 서방형 제제가 우선된다. 공존 질병 혹은 증상(틱, 불안 및 우울, 폭력)을 고려하여 우선순위를 정하는데, 1차 선택 약이 효능이 부족하거나 부작용이 심하면 다른 약으로 변경한다. 결과가 만족스럽지 않으면 1차 선택 약 2개를 중복하거나 2차 선택 약(허가 외 품목)으로 변경한다. 최근에는 1차 선택 약에 2차 선택 약을 병행하는 것도 일부에서 권고하고 있다.

1. 중추 신경 자극제

1) 메틸페니데이트

상품명: 페니드, 콘서타, 메디키넷, 메타데이트, 비스펜틴 등

식약처에서 허가된 중추 신경 자극제 약물로 ADHD 치료의 1차 선택 약으로 처방되고 있다. 도파민이라는 신경 전달 물질이 신경말단에서 분비되어 신호를 전달한 후, 재흡수되는 과정에서 재흡수를 막아 결과적

---

41) 김효원 외, 「주의력결핍과잉행동장애 한국형 치료 권고안 개정안(Ⅲ)」, J Korean Acad Child Adolesc Psychiatry 2017;28(2): 70-83
42) 안동현 외, 『ADHD의 통합적 이해』, 2015, 서울:학지사

으로 도파민의 작용을 강화함으로써 집중력과 각성을 높이는 것으로 밝혀져 있다.[43] 오남용 시 신체적, 정신적 의존성이 유발될 수 있는 향정신성의약품으로 분류되며, 5세 이하의 소아에서 안정성과 유효성이 확립되어 있지 않고, 임부 금기 2등급 약물이기 때문에 전문가의 진단에 따른 처방과 복용 중 평가가 필요하다.

흔한 부작용으로는 식욕 감소, 수면 문제, 두통, 복통, 어지러움, 이자극성, 울음, 혈압이나 맥박수 증가 등이 있다. 매우 드물지만 과도하게 민감해지거나 정신병적 증상을 나타내는 경우가 있다. 또한 틱이 유발될 수 있으며, 틱 또는 뚜렛장애를 가진 경우 틱 증세가 악화될 수 있다. 지적장애나 발달장애 아동에게는 과잉 운동증이 오히려 악화될 수 있다. 녹내장, 고혈압, 심혈관계 질환, 녹내장, 갑상선 기능 항진증, 불안장애와 정신병 그리고 간질 등을 악화시킬 수 있다.[44]

정상적인 어린이가 메틸페니데이트 같은 중추 신경 자극제를 복용하면 두통, 불안감 등의 증상이 나타날 수 있고, 심한 경우 사회적 위축(퇴행 반응), 반동 작용, 틱 증상 악화까지 나타날 수 있다.[45] 따라서 메틸페니데이트는 성적 향상을 위해 시험을 앞둔 아이에게 사용되는 약이 절대 아니며, ADHD 환자에게 전문가의 지도하에 사용되어야 한다.

메틸페니데이트와 아토목세틴은 모두 혈압을 증가시키는데, 아동기 고혈압 기준에 속하는 경우에는 조심해야 한다. 비만은 고혈압과 관련이

---

43) 김정아,「주의력결핍과잉행동동물모델에서 전두엽 도파민 함량 변화와 행동특성과의 상관성 연구」, Thesis(M.A.) 덕성여자대학교 약학대학원: 약학과 2013. 8
44) 안동현 외,『ADHD의 통합적 이해』, 2015, 서울:학지사
45) 미국소아과학회, 최용재 외 10명 옮김『ADHD에 대한 가장 완전한 지침서』2007, E PUBLIC P77~78

높기 때문에 비만 아동, 청소년에게 ADHD 치료제를 처방할 경우 혈압에 대한 모니터링을 면밀히 해야 한다. 성인의 경우 약물 처방 시 반드시 사전에 혈압을 확인해야 한다.

2. 비중추 신경 자극제

중추 신경 자극제를 최대한 사용했지만 충분한 반응을 보이지 않았던 경우, 중추 신경 자극제에 심한 부작용이 발생한 경우, 식욕 부진으로 성장 지연에 대한 걱정이 많은 경우, 저체중아인 경우, 환아 또는 가족 구성원에서 중독의 위험성이 의심되는 경우에는 비중추 신경 자극제를 선택하게 된다.[46]

1) 아토목세틴[47]

상품명: 스트라테라, 아토목신, 도모틴, 아목세틴, 아토모테라, 아토세라 등

아토목세틴은 선택적 노르에피네프린 재흡수 억제제(SNRI)이며, 노르에피네프린 수용체를 선택적으로 저해하여 뇌에서 노르에피네프린을 증가시켜 치료 효과를 나타낸다. 아토목세틴은 세로토닌이나 도파민에는 직접적으로 영향을 미치지 않기 때문에 도파민성 부작용인 흥분, 중독 등의 부작용이 적다. 환자 자신 또는 가족에게서 약물 남용의 가능성이 있는 경우, 틱이 있거나 중추 신경 자극제에 심한 부작용을 나타내는 경우에 효과적이다. 또한 동반되는 불안, 우울에도 효과가 있을 수 있다.

---

46) 이수민 외, 「주의력결핍과잉행동장애 진단 및 치료: ADHD 중개연구센터 가이드라인」, J Korean Acad Child Adolesc Psychiatry 2016;27(4): 236-266
47) 안동현 외, 『ADHD의 통합적 이해』, 2015, 서울:학지사

아토목세틴의 흔한 부작용에는 복통, 오심, 구토, 진정, 식욕감퇴, 체중 감소, 어지러움, 이자극성, 입 마름이나 약간의 맥박 수 증가 등이 있다. 중추 신경 자극제에 비해 수면과 식욕에 미치는 영향은 상대적으로 적지만, 오심과 졸림은 더 많이 발생할 수 있다. 매우 드물지만 심각한 부작용으로 간 손상과 자살 사고의 발생이 있는 것으로 알려져 있다.

2) 클로니딘[48]

상품명: 캡베이서방정

아드레날린 수용체 항진제로 시냅스 전 $\alpha 2$-아드레날린 수용체에 대한 항진 효과로 인해 두뇌의 주의력과 감정, 행동을 주관하는 영역에 작용하여 ADHD 증상을 감소시키는 것으로 밝혀졌다. 메틸페니데이트와 아토목세틴은 혈압을 증가시키는 반면, 클로니딘은 반대로 혈압을 떨어뜨릴 수 있다. 메틸페니데이트와 아토목세틴으로 치료받는 중 문제 행동, 틱 증상, 수면장애 등이 지속될 경우 이 계열의 약물을 사용한다. 불규칙한 복용은 반응성 고혈압을 일으킬 수 있으며, 용량을 초과하여 복용할 경우 저혈압의 위험성도 있다. 갑작스런 중단으로 반응성 고혈압과 틱이 발생할 수 있으므로 1주 간격으로 점진적으로 감량하는 것이 필요하다. 뚜렛증후군에서 부작용 때문에 할로페리돌과 피모자이드를 투여할 수 없을 경우 1차 치료 약제로 선택되어 주관적인 불쾌감, 과잉 행동성과 충동성을 감소시킨다. 클로니딘의 흔한 부작용으로는 구강 건조증 및 안구 건조, 피로, 신경질, 진정 작용, 현훈, 오심, 저혈압, 심박동수 감소,

---

[48] 안동현 외, 『ADHD의 통합적 이해』, 2015, 서울:학지사

변비 등이 있으며, 불면증, 우울증, 악몽, 환각 등이 나타날 수 있다.

3. 허가 외 약품[49]

1) 부프로피온

부프로피온은 항우울제, 금연 보조제로 사용되는 약물인데, 몇몇 임상 연구를 통해 우울증, ADHD, 품행장애 치료에 효과가 있으며, 과잉 행동과 공격적 행동을 완화시키는 효과가 있다는 것이 확인되었다. 특히 우울이나 불안 증상이 이차적으로 동반된 아동에게 효과가 있어 불안과 우울증을 동반한 ADHD의 치료나 틱과 불안 증상을 동반한 우울증 아동에게 사용될 수 있다. 주요 부작용으로 알려진 것은 간질 역치의 저하이며, 오심과 구토, 식욕의 증가, 피부 발진, 입 주위의 부종, 초조, 틱 증상 악화 등이 나타날 수 있다.[50]

2) 삼환계 항우울제

약 30%의 ADHD 아동이 중추 신경 자극제에 반응하지 않거나 부작용으로 사용하지 못하는 것으로 알려져 있다.[51] off-label로 사용되는 약물로 남용의 위험성이 있는 환자에게 사용하기 용이하며, 우울증이나 틱 관련 문제가 있는 경우 사용을 고려할 수 있다. 약물이 가진 심혈관계 부작용의 위험성으로 우선 선택되는 약물은 아니며 ADHD 치료 효과 역시 중추 신경 자극제에 비해 부족하다고 알려져 있다.

---

49) 안동현 외, 『ADHD의 통합적 이해』, 2015, 서울:학지사
50) 미국소아과학회, 최용재 외 10명 옮김, 『ADHD에 대한 가장 완전한 지침서』, 2007, E PUBLIC P85-86
51) 조인희, 「주의력결핍과잉행동장애와 공존 질환의 약물 치료」, 소아·청소년정신의학 2003;14(1): 36-52

3) SSRI계 항우울제

우울장애 및 불안장애, 강박장애 등의 치료제로 사용되는 약물로, ADHD에 대해 주의 집중력과 과잉 운동 증상의 치료에는 효과적이지 않지만, 충동성 증상에는 비교적 효과를 보이는 것으로 알려져 있다.[52]

정신과 약 복용의 제한점

서양의학적 치료에 있어 정신과 약 복용이 가장 효과적이라고 보고되고 있으나, 약물 복용으로도 증상이 개선되지 않는 경우가 20%~30% 정도로 알려져 있으며, 틱 발생이나 식욕 저하, 수면 문제 등의 약물 부작용으로 사용에 제한이 따르기도 한다. ADHD에 동반된 문제 행동, 예를 들어 학습 결손이 심각하다든지 자긍심이 저하되어 있다든지 하는 것은 약물 치료에 따른 호전을 기대하기 어려우며, 부모-자녀, 형제, 교사 및 또래 관계 자체가 약으로 호전되지는 않는다. 또한, ADHD 치료제 복용에 따른 정신 증세의 발현은 매우 드물지만, FDA에서는 모든 ADHD 정신과 약을 복용하는 환자에게 정신병적 증세나 조증 증상의 가능성에 대해 설명하도록 권고하고 있다.

정신과 약 복용 중에는 식욕 부진, 불면, 두통, 성장 저하, 틱, 소화 장애 등의 부작용과 아울러 정신병적 증세나 조증 증상, 자살 사고 등의 문제는 없는지를 잘 살펴야 하며, 이러한 문제가 발생 시 전문가와의 상담을 통해 즉각적인 조치를 해야 한다.

---

52) 안동현 외, 『ADHD의 통합적 이해』, 2015, 서울:학지사

ADHD 아이
학교에서는 어떻게 하면 좋을까요?[53]

ADHD를 가진 아이들은 부모나 학교 선생님 또는 주위 사람들에게 짜증을 내거나 불쾌함을 느끼게 만들 수 있다. 그래서 어릴 때부터 야단을 맞거나 꾸지람을 듣는 경우가 많다. 그로 인해서 위축되고 자신감이 상실되며, 나만 왜 이런가에 대해서 열등감이 높아지게 된다. 반대로 다른 학급 친구들을 괴롭히거나 왕따를 시키는 경우도 많다. 학업적인 측면에서도 학습장애 문제가 있거나, 인지 능력은 정상임에도 불구하고 성적이 잘 안 나오는 경우도 많다.

ADHD는 뇌 기능 발달의 미성숙으로 증상이 나타나지만, 결국에는 처한 주위 환경 속에서 주위 사람들과의 관계 속에서 이차적인 문제가 자주 드러나는 경우가 많다. 따라서 유치원이나 학교 선생님들은 ADHD의 증상이나 특징에 대해 정확한 이해를 갖추고 대응 방법을 모색해야 한다. 즉, ADHD를 가진 아이들의 행동이나 정서 인지 등의 특성을 정확히 인식하고, 개별 특성에 맞는 지시나 교육을 통해 ADHD

---

53) 미국소아과학회, 최용재 외 10명 옮김, 『ADHD에 대한 가장 완전한 지침서』, E PUBLIC, P166-176

아이들이 환경에 잘 적응할 수 있도록 도움을 주어야 한다.

우선 아이의 주의력에 문제가 있다면, 아이가 안 하는 것이 아니라, 아이가 못 한다는 것을 먼저 인식해야 한다. 정신을 못 차려서, 혼이 덜 나서, 배가 덜 고파서 이런 것이 아니라는 것이다. '아이가 주의력을 관리할 수 없는 상황에 있는 것이 아닐까'라는 의구심에서 아이의 주의 집중력에 대한 해결의 출발점이 시작된다.

집중력이란 주어진 한 가지 과제를 끝내기 위해 의식을 모으는 능력이다. 여러 다양한 자극 중 선택해서 그것에만 반응할 수 있는 아이, 자기의 생각과 느낌을 조절할 수 있는 아이, 즉 감정을 통제할 수 있는 아이의 경우 집중력이 높음을 알 수 있다. 집중력이 낮은 아이는 주어진 과제를 하는 동안 쉽게 주의가 흐트러지고, 주의가 산만해지기 때문에, 과제를 다 완성하지 못하는 경우가 많다.

ADHD로 인해 학업이 곤란한 경우, 쓰기 표현에서부터 문제가 생긴다. 소근육 등 미세 운동 기술의 어려움으로 연필을 잡고 글을 쓰는 것이 생각대로 따라와 주지 않으며, 글 쓰는 행위 자체를 지루해한다. 또한 순차적 단계를 따르기 어려워서 글자 쓰는 순서를 임의대로 한다. 그러다 보니 글자가 삐뚤빼뚤한 경우가 있으며, 맞춤법에 맞지 않게 글을 써서 지적을 받는 경우가 많다.

수업 내용을 필기하는 것에서도 곤란을 겪는다. 수업을 들으면서 동시에 노트 필기하는 것을 어려워한다. 따라서 수업 개요나 강의록을 유인물이나 파일로 따로 제공하는 것이 필요하다.

암기에 있어서도 곤란을 겪는데, 반복되고 단조로운 암기 행위 자체를 지루해하며, 이 때문에 집중력이 흐트러져 또래 아이들 평균치보다 암기가 약하다. 주의가 산만하여 암기를 힘겨워할 수 있다는 점을 인정하여, 한 번에 외우도록 너무 몰아치지 말고 2-3번 더 노출될 수 있게 배려해 주는 것이 좋다.

변덕스러운 마음이 커서, 오늘과 내일의 학업 수행 결과에 있어 차이가 많이 나기도 한다. 따라서 긍정적 행동에 대한 보상 체계(칭찬 스티커 등)로 의욕과 동기를 높이면 이를 보완할 수 있다.

ADHD를 가진 아이들은 일의 마무리가 잘 안 되는 경향을 보인다. 숙제를 하다가도 이내 다른 일에 손을 대고, 과제를 온전히 끝마치는 데 어려움이 있다. 수업 중에는 책상 좌우에 칸막이나 가방 등으로 막아서 시선이 옮겨지는 것을 줄이는 것도 도움이 된다. 수업 중 과제를 완성하지 못하고 있을 때는 마무리하고 난 다음 귀가 조치시키도록 하되, 과제 수행 시 선생님이 도움과 힌트를 주는 것이 필요하다.

공부를 할 때 구조화하지 못하고, 공부 방법에 있어서도 효율적이지 못하다. 숙제를 할 때 보면 어느 것부터 어떻게 시작할지 모른 채 손을 대지 못하고 딴짓을 하는 것을 자주 볼 수 있다. 또한 제출한 과제물을 보면, 읽기 힘들거나 정리가 되지 않아 지저분한 모습을 자주 보게 된다. 이런 경우 매일매일의 과제와 장기 과제를 보다 더 작은 단위로 쪼

개서 하나씩 마무리하는 방법을 가르쳐 주는 것이 필요하며, 숙제를 할 때는 어떤 분량을 언제부터 언제까지 다 마치게끔 시간을 설정해주는 것이 좋다.[54]

글 읽기를 하면서도 딴생각을 하거나 주의가 다른 곳으로 분산되기 쉽기에, 딴생각을 하기 전에 중간에 잠시 휴식 시간을 가지는 것도 좋다. 또 긴 글을 아이 혼자서 다 읽어 나가기엔 무리가 있기 때문에 파트를 나눠서 친구들과 번갈아 가며 읽게 하는 것도 긴장을 유지하는 데 도움이 된다. 과제를 읽은 후에 본인이 어떠한 내용으로 이해했는지를 한두 문장으로 요약하도록 훈련을 하는데, 그 내용이 맞는지 틀렸는지에 대해 질책하는 것은 좋지 않다.

ADHD가 의심되어 담임 선생님께 검사를 받아보라고 권유받아서 내원한 아이 부모님 중에 아이는 집중력이 좋은데, ADHD가 의심된다고 얘기한 선생님이 이해되지 않는다고 말한 분이 있었다. 왜 그렇게 생각하는지 물어보니, '우리 아이 집중력 좋아요. 유튜브를 볼 때 보면 옆에서 누가 불러도 몰라요.'라는 것이다. 게임을 하거나, TV를 볼 때 한자리에 앉아서 오랜 시간 보는 경우를 집중력이 좋다고 할 수 없다. 집중력은 하고 싶은 일이 아님에도, 해야 된다는 당위성에 의해 무엇인가에 몰입하는 적극적 의미의 집중력과, 게임이나 TV처럼 자극이 강하고 새롭기 때문에 몰두가 되는 수동적 의미의 집중력으로 나뉜다. 우리가 흔

---

54) 미국소아과학회, 최용재 외 10명 옮김, 『ADHD에 대한 가장 완전한 지침서』, E PUBLIC, P98

히 '집중력이 좋다'라고 얘기하는 경우는 이런 적극적 의미의 집중력을 일컫는다. 아이의 경우, 강한 자극이 주어지지 않으면 한곳에 몰두할 수 없는 상황이었다. 아이가 흔히 노출되는 학습 환경, 공부를 하거나 책을 볼 때의 아주 밋밋하거나 반복되면서 단조로운 자극원 아래에서의 적극적인 집중력이 학습 환경 속에서 높아져야 한다. 이를 위해서는 우선 게임과 TV, 핸드폰과 같은 수동적인 집중력 상황을 조장하는 과도한 시청각 매체에 대한 노출을 자제해야 한다. 제일 좋은 것은 이 자극원에 대한 차단이 필요한데, 이미 게임이나 TV에 노출되어 좋아하는 아이들에게서 이를 완전히 차단하기는 쉽지 않다. 차단하지 못한다면 주중에는 제한을 했다가 주말에 어느 정도 허용한다든지, 아니면 주중에 시간을 정해서 하도록 타협하고 의논해서 아이가 시청각 매체에 대한 노출 시간을 조절할 수 있게 해주어야 한다. 그런데 게임을 안 하고, TV를 보지 않고, 핸드폰을 하지 않게 만들기 위해서는 게임 대신 공부를 하게 하는 것이 아니라, 시청각 매체 대신 아이와 함께 할 수 있는 놀이나 야외 활동이 이루어져야 한다.

ADHD 아동들은 충동적이고 산만한 행동 때문에 야단이나 꾸중과 같은 부정적인 얘기를 자주 듣게 된다. 따라서 주변에서 말 안 듣는 아이나 문제아로 평가되고, 스스로도 자신을 나쁜 아이, 뭐든지 잘 못하는 아이로 생각하게 된다. 이런 일이 반복되면 아이는 더욱 자신감이 없어지게 되며, 또래의 친구들과 어울리는 것에 어려움을 겪게 되고, 학습 능력이 떨어지고, 여러 가지 행동 문제를 보일 수 있다. 따라서 부모님과 학교 선생님 등 보호자들이 교육을 통해 치료가 가능한 환경을 조성하도록 노력해야 한다.

ADHD 아동은 자극에 대하여 민감하게 반응하기 때문에 여러 가지 숙제를 한꺼번에 주는 것보다 한 번에 하나씩 내주어, 하나의 과제가 마치면 다음 과제로 넘어가게 하는 것이 권유된다. 아이 수준에 적절한 과제를 선택하여 수행함으로써 성공적인 경험을 하도록 도와주어야 한다. 미션 완료라는 긍정적인 경험담이 긍정적인 피드백으로 작용하게 된다. 친구들과 있을 때도 성향이 비슷한 1-2명의 친구와 어울리게 하고 점차 영역을 넓혀가는 것이 좋다. 방과 무렵에는 학교에서 사용한 교재와 물건을 분류하고 정리하도록 하며, 완료되었을 때 그 행동을 칭찬하도록 한다.

아이들을 교육시키는 데에는 꾸중과 혼냄보다 타이르고 칭찬하고 보듬어주는 것이 필요하다. 여기서 더 나아가 목표점을 정확히 세우고 지시하는 내용을 명확히 해 아이들이 혼동하지 않게 하는 것이 중요하다. 개선되거나 바람직한 행동을 보이면 그때마다 구체적으로 집어서 칭찬을 하는 것이 필요하고, 올바른 행동은 계속되게 유도해야 하며, 반면에 하지 말아야 할 행동은 상대적으로 서서히 줄어들도록 시간을 갖고 기다려 주어야 한다. ADHD 아이들은 결과만을 가지고 부모나 주위 사람들에게 혼나는 경우가 많기 때문에 적절하고 구체적인 칭찬만으로도 행동의 변화를 가져오는 경우가 생각보다 많다. 그렇다고 해서 ADHD 아이들이 잘못을 저지르거나 문제 행동을 지속적으로 보여도 '원래 저런 증상이니까 넘어가야지' 하는 방관적인 태도는 어린 아이들에게 혼란을 주어 자신의 행동에 아무런 문제가 없음을 스스로 각인시켜주는 꼴이 된다.

  따라서 문제 행동을 계속해서 반복적으로 보이게 된다면 ADHD 아이들이 자신의 어떠한 행동에 문제가 있고 좋지 않은지를 자각하게 만들고 적극적으로 바꿔나갈 수 있는 프로그램으로 지속적으로 관리해야 한다. 더불어 다른 사람들과 마찰을 일으켰을 경우 ADHD 아이들이 본인 의도와 상관없이 상처를 받거나 감정적으로 문제가 생기지 않도록 보살펴야 할 것이다.

ADHD 아이
가정에서의 생활 관리[55]

아이를 양육하는 일은 모든 부모에게 쉽지 않은 일이다. 특히나 ADHD 아이의 경우 규칙을 잘 따르지 못하고, 과제나 학업에 집중하는 것이 어렵고 매사에 충동적이기 때문에 부모는 아이를 양육하는 데 어려움을 느끼며 좌절하기 쉽고, 학교나 학원 생활, 친구와의 관계에서 발생하는 많은 문제를 해결하느라 동분서주하게 되면서, 아이의 문제가 부모 때문이 아닌지 자책하거나 통제권을 잃었다고 낙담하는 경우가 허다하다. 하지만, 이러한 부모의 태도는 오히려 아이의 문제 상황을 악화시켜, 결국 더 힘든 상황에 직면하게 만든다. 아이는 잘못이 없다. 부모의 잘못도 아니다. 우리는 아이의 어려움을 이해하고, 수용하며, 어떻게 이끌어줄 것인가에 대한 고민과 노력을 이 순간에도 하고 있다. ADHD의 경우 신경 병리적인 원인이 뚜렷하지만, 양육 태도를 비롯한 생활 관리는 아이의 문제를 해결하는 데 있어 치료적인 접근 못지않게 중요하다.

---

[55] 이성직, 『ADHD 전문가를 위한 치료 지침서』, 2020, 서울:학지사
이영민, 『흔들리지 않고 ADHD 아이 키우기』, 2015, 서울:팜파스

1. 건강한 애착 관계를 만든다.

아이는 자신의 감정을 표현하고 공감을 받은 경험을 통해 감정의 조절력이 생기며, 두뇌의 후천적 발달이 활발히 이루어진다. 부모가 아이의 정서에 민감하게 반응하지 못하고 강압적인 태도를 보일 경우 ADHD 아동의 자기 조절력의 문제는 더욱 악화된다. 또한 부모와의 갈등은 학교에서 문제 행동으로 이어지게 될 가능성을 높인다.

아이 스스로는 충동을 조절하는 것이 어렵기 때문에, 외부의 규칙과 제재를 주는 부모의 역할이 필요한데, 부모-자녀간의 건강한 애착이 바탕이 되어야 아이는 부모가 세운 규칙을 따르고자 하는 동기를 가지게 된다.

2. 분명한 규칙과 제재를 세우고 일관되게 시행하도록 한다.

부모의 일관된 훈육은 아이의 충동적이고 미숙한 행동에 제동을 거는 브레이크 역할을 한다. 일관되게 규칙을 따르게 함으로써 아이는 서서히 자신의 행동을 제어하는 법을 배우게 된다. 부모가 서로 다른 목소리를 내거나 정해진 규칙을 부모의 기분이나 상황에 따라 달리 적용하게 되면 아이는 부모의 눈치를 보거나 이를 악용하여 자신의 행동을 유지하려고 한다.

자녀의 잘못된 행동에 대해 제재를 가할 때는 길게 잔소리하지 않는 것이 효과적이다. 감정을 섞지 않고, 단호하고 권위 있는 태도로 지시한다. 처음부터 규칙을 잘 지키기를 기대하는 것은 무리일 수 있다. 막상 아이들은 규칙을 정해 두고도 따르지 않고 반항적인 태도를 보일 수 있다. 하지만, 수개월간 일관되게 시행을 하면 서서히 아이는 행동 변화를 보인다. 만약 그 과정이 힘들어 포기했다가 나중에 다시 시작하려고 할 경우 처음보다 훨씬 더 강한 저항과 반항적 행동을 보이게 될 것이다. 지시하거나 규칙을 알려줄 때는 말로만 하는 것이 아니라, 화이트보드나 포스트잇 등을 활용하여 눈에 잘 띄도록 하며, 한 번에 여러 가지를 훈련하기보다 작지만 하나가 충분히 익숙해지면 다음 규칙을 훈련한다.

3. 아이에게 즉각적인 피드백을 주는 것이 효과적이다.

ADHD 아이들은 쉽게 지루해하기 때문에 가능한 한 즉각적인 피드백을 주는 것이 효과적이다. 올바른 행동을 가르치려면 바람직한 행동이 나타날 때 즉각적으로 칭찬하고 잘하는 행동을 의도적으로 찾아내어 자주 칭찬하는 것이 행동을 수정하는 데 도움이 된다. 아이가 잘 해냈을 때 즉각적으로 구체적인 행동을 언급하면서 격려하고, 가벼운 스킨십을 통해 잘하고 있다는 것을 알려준다. 반대로 바람직하지 않는 행동을 할 때도 곧바로 경고와 제재를 하는 것이 효과적이다. 아이는 내적인 동기부여가 약하기 때문에 잘했을 때 외부의 칭찬이나 보상을 주는 것이 아이의 바람직한 행동을 강화하는 데 도움이 된다.

4. 문제 행동을 보이기 전에 예방적인 대처를 한다.

아이는 자신의 행동에 대한 자각이 부족하기 때문에 예방적인 조치를 하는 것이 더 효과적이다. 문제가 발생하기 이전에 잘한 행동을 언급하며 칭찬하고, 바람직하지 않은 행동에는 사전 경고를 준다. 아이가 지키지 못할 수준의 규칙을 정하고, 따르게 하는 것은 처음부터 실패가 예견

되는 것이다. 작고 도달하기 쉬운 목표를 정해서 가능한 한 아이가 긍정적인 경험을 자주 할 수 있도록 이끌어 주는 것이 바람직하다.

5. 구조화된 환경을 만든다.

아이가 무엇을 해야 하고 무엇을 하지 말아야 할지 예측 가능한 환경을 만든다. 정해진 기상 시간, 취침 시간, TV 시청 시간대, 규칙과 제재, 숙제 시간과 놀이 시간 등을 정해두는 것이다. 예측 가능한 환경에서 아이는 안정감을 경험한다. 아이와 함께 하루 계획표를 짜고 이를 지키게 한다. 아이는 쉽게 주의를 빼앗기기 때문에 산만하게 하는 활동은 제한하고, 집 안 환경을 정돈하며, 선택의 폭을 줄여주는 것이 도움이 된다.

아이가 알아서 하도록 기다리는 것은 아이가 할 수 없는 것을 기대하는 것이다. 부모가 힘들더라도 아이의 적정 수준에 맞게 집중 시간을 고려하여 과제를 주고, 쉬는 시간을 갖도록 정해서 감독과 격려를 해 주도록 하자.

6. 아이의 강점에 초점을 맞춘다.

아이는 저마다의 재능을 타고난다. ADHD와 이에 동반한 문제에만 집중하기보다 아이의 관심사나 강점을 전체적으로 보는 것이 필요하다. 할 수 없는 것보다는 할 수 있는 것에 초점을 맞춘다. 아이의 가능성을 부모가 인정하고 기대할 때 아이는 자신의 재능을 발휘할 수 있다. 부모는 아이가 현실적인 성공을 가능한 한 많이 경험하도록 도와주는 것이 필요하다. 아이가 하는 사소한 행동도 당연하다는 생각을 지우고, 잘하고 있는 것은 칭찬을 하는 연습을 해 보자.

7. 부모 스스로 자신을 돌보는 것이 필요하다.

어머니 혼자 양육을 담당할 경우 아버지는 자녀와 접촉하는 시간이 적다 보니 아동이 겪는 어려움 또는 문제점을 잘 이해하지 못하거나 받아들이지 못하는 경우가 많다. 혹은 ADHD 아동에게 쏟는 노력이나 시간으로 인해 다른 형제 또는 배우자가 소외감을 느끼는 경우도 있다. 전 가족이 함께 겪어 나가야 하는 가정생활의 하나로 통합하여 접근하는 것이 필요하다.

부모는 흔히 내가 양육을 잘하지 못해서 이런 문제가 생긴 것이라고 생각하는 경우가 많다. 아이에 대해 지나친 죄책감을 갖게 된다. 또 아이를 양육하는 과정에서 많은 혼란을 겪거나 주변 사람들-선생님, 다른 아이의 부모, 학원 강사 등으로부터 많은 질책이나 갈등을 겪는다. 온 힘을 쏟아서 이런 문제를 해결해 보려고 노력하지만 뜻대로 잘 풀리지 않아 많은 실패나 좌절을 겪는다. 부모는 ADHD 문제나 아동에게 너무 몰입할 것이 아니라 부모 자신을 먼저 돌보아야 한다.

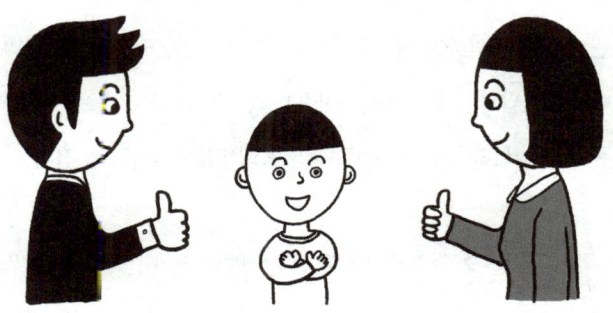

ADHD에
도움이 되는 음식

우리가 먹는 음식과 ADHD의 관계는 어떠할까?

국내의 한 식습관과 ADHD와의 연관성에 대한 연구에서 '주의력결핍과잉행동장애군(ADHD군)에서 정상군보다 아침 식사의 섭취 횟수가 적고 간식과 사 먹는 음식의 섭취 빈도는 높았다. 또한 식습관과 영양 지식 점수는 낮은 것으로 나타났'[56]라고 밝혔다.

또 다른 연구[57]에서는 평상시 식습관과 주의력결핍과잉행동장애(ADHD) 증상과 관련성을 분석하여 패스트푸드, 청량음료, 라면 등을 자주 먹는 아이일수록 주의력결핍과잉행동장애(ADHD) 위험이 크다고 발표했다. 햄버거로 대표되는 패스트푸드의 경우 1주일에 5~6회 먹는 아이들은 전혀 먹지 않는

---

56) 최진영, 이상선, 「서울시 내 일부 중학생의 식습관 영양 지식과 주의력결핍과잉행동장애와의 관계」, 한국영양학회지, 2009, 42권 8호, P682
57) Kyoung Min Kim, Myung Ho Lim, Ho-Jang Kwon, Seung-Jin Yoo, Eun-jung Kim, Jun Won Kim, Mina Ha, Ki Chung Paik, 「Associations between attention-deficit/hyperactivity disorder symptoms and dietary habits in elementary school children」, Appetite, Volume 127 1, August 2018, P274-P279

아이들보다 ADHD 위험도가 1.57배 높았고, 청량음료와 라면도 같은 비교 조건에서 각각 ADHD 위험도를 1.36배, 2.25배 높이는 것으로 분석했다. 반면 건강식품인 채소, 과일, 우유는 자주 먹을수록 ADHD 위험도가 낮아지는 것으로 평가되었다. 채소, 과일, 우유를 하루에 3번 이상 먹는 아이들과 비교할 때 1주일에 1~2번 먹는 아이들은 ADHD 위험이 각각 2.01배, 1.60배, 1.12배 높아 기존의 식습관에 대한 상식이 맞음을 확인해주었다.

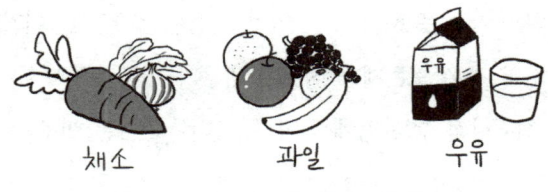

그럼 ADHD를 앓고 있는 우리 아이의 식단을 어떻게 해야 할까? 다음은 일반적으로 알려져 있는 7가지의 주의 사항이다.[58]

1. 사탕

사탕에는 설탕과 인공 색소가 아주 많이 들어 있다. 이 두 가지는 대부분의 연구에서 ADHD 증상을 악화시키는 것으로 알려져 있고, 사탕은 이 두 가지의 조합이므로 대표적으로 회피해야 할 식품으로 꼽히고 있다.

---

58) Wyatt Myers, 「7 Foods to Avoid If Your Child Has ADHD」, Everyday Health, 2021.05.22, https://www.everydayhealth.com/adhd-pictures/how-food-can-affect-your-childs-adhd-symptoms.aspx?slot=4&eh_uid=85790999&xid=nl_EHNLdiet_2021-04-30_23700833&utm_source=Newsletters&nl_key=nl_diet_nutrition&utm_content=2021-04-30&utm_campaign=Diet_and_Nutrition

2. 탄산음료

마찬가지로 탄산음료에는 설탕, 고과당 옥수수 시럽, 카페인이 많이 포함되어 있다. 옥수수 시럽 및 카페인 역시 많은 연구에서 ADHD 증상을 악화시키는 것으로 나타난다. 보통 어린이들이 자주 사 먹는 음료에도 카페인이 함유되어 있는 것들이 있으니 반드시 확인하시는 것을 권장한다.

3. 냉동 과일과 채소

신선한 과일과 채소는 ADHD에 있어 건강한 추천 식품이지만, 냉동 과일이나 채소의 경우 보존제가 첨가된 경우가 있다. 주로 첨가되는 유기 인산염이 신경학적 행동 장애를 악화시킬 수 있다는 연구가 있다.

4. 케이크를 포함한 달콤한 빵들

케이크나 당도가 높은 도넛이나 빵들은 아주 많은 양의 설탕과 인공 색소, 인공 감미료를 포함하는 경우가 많다. 위에서 말한 대로 설탕과 인공 색소가 ADHD에 좋지 않지만, 인공 감미료는 천연 감미료보다 ADHD 위험이 크다는 연구가 있다.

5. 에너지 드링크

청소년이나 대학생들이 쉽게 접하는 고카페인 에너지 드링크의 경우 카페인과 설탕, 인공 감미료, 인공 색소를 모두 포함하고 있다. 카페인의 경우 중추 신경계를 자극하고 신경 활동을 활발하게 하는 장점도 있지만, 반복적이거나 과량 섭취하는 경우 두뇌 호르몬 체계와 신경계 기능 이상을 일으킬 수 있다. 따라서 신경계 조절에 문제를 일으켜 ADHD

증상을 악화시킬 수 있다.

6. 일부 생선들

상위 포식자에 해당하는 상어, 참치, 왕고등어 등에는 수은이 농축되어 있을 수 있다. 이러한 생선들을 반복적으로 오랫동안 섭취하다 보면 몸에 수은이 축적될 수 있다. 당연히 ADHD 증상은 악화될 것이다.

7. 알레르기를 일으키는 음식들

특정 음식물에 알레르기를 가진 ADHD 아이들의 경우 그 음식에 노출된 후 ADHD가 악화되는 것을 볼 수 있다. ADHD 반응을 일으킬 수 있는 흔한 음식으로는 우유, 초콜릿, 콩, 밀, 옥수수, 토마토, 포도, 오렌지 등이 있다.(혈액 검사로 간단하게 알 수 있다. 밀과 콩의 경우 식사와도 밀접한 관계가 있다.)

보통 우리가 알레르기라 하면 급성 알레르기만 생각하지만, 지연성 알레르기도 있다. 음식 섭취 후 72시간 내에 천천히 반응이 일어나는데, 이러한 알레르기는 염증 반응을 일으키게 되고 뇌 신경과 관련된 질환에도 지속적인 악영향을 미친다.

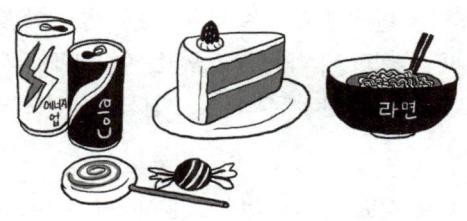

ADHD에 좋지 않은 음식

ADHD에는
음식 섭취를 어떻게 조절해야 할까?

ADHD에 도움이 된다는 식품들은 아직 논란이 많지만, 악화시키는 음식을 제한하는 것이 ADHD 증상 완화에 도움이 된다는 것은 이론의 여지가 없다. 대부분의 천연 음식물이 ADHD에 안전하고, 대부분의 인공 식품과 천연 식품이라 할지라도 개인적으로 알레르기를 일으키는 식품들이 ADHD를 악화시킨다고 정리할 수 있다. 따라서 가정에서는 우리 아이에게 도움이 되는 식사법으로 제한 식이 요법을 제안하고 싶다.

1. 제한 단계: 보통 안전하다고 알려진 음식만으로 1개월가량 식사를 한다. 이때 증상의 호전이 보이게 되면 2단계로 넘어간다.
2. 도입 단계: 3일~일주일에 한 번씩 아이가 좋아하는 음식들을 하나씩 추가해본다. 이때 증상이 악화되면 그 음식은 아이에게 좋지 않은 음식으로 체크하고, 증상의 호전이 유지되면 그 음식은 먹어도 되는 것으로 간주할 수 있다.
3. 식이 단계: 어느 정도 체크가 되면 그 음식들을 위주로 식단을 만들어 그 범주 내에서 자유롭게 식사를 하면 된다.

이 제한 식이 요법을 실천하는 과정은 무척이나 번잡하고 괴롭다. 또한 모든 ADHD 아이들에게 효과가 있는 것이 아니라 음식에 의해서 악화된 경우에만 효과가 있다는 한계도 있다. 하지만 이러한 제한 식이 요법은 꼭 ADHD뿐만 아니라 아토피나 각종 알레르기 합병증을 가진 아동에도 효과를 볼 수 있는 보편적인 방법이기에 한번 시도해 볼 가치가 있다고 생각된다.

ADHD 치료 사례

치료 사례 1
다른 사람 얘기는 전혀 듣지 않고
지속적으로 자신의 얘기만 하는 아이

키는 보통이고, 체격이 마른 편인 초등학생 남자아이 사례이다. 얼굴이 짜증이 섞인 표정으로 처음 내원하였다. 만 6세 때부터 ADHD 증상이 보이기 시작했다고 한다.

현재는 스스로 좋아하는 것만 반복적으로 하고, 관심이 없거나 재미없는 것은 집중력 저하가 심하다. 가족들이나 친구들과의 관계에서도 다른 사람이 말하는 얘기를 전혀 듣지 않고 자기 얘기만 한다. 6살 때 발음이 안 좋아서 언어 치료를 받았고, 현재는 놀이 치료를 받고 있다.

과거력으로 항문 농양 때문에 항생제를 어릴 때 일 년 정도 복용을 했다고 한다. 아이의 엄마는 항생제를 오래 먹은 것이 문제가 되지는 않았나 하고 개인적으로 생각하고 있었다.

작년에는 아데노이드 수술을 했다. 당시 아이를 계속 불러도 대답을 안 해서 걱정이 되거 이비인후과를 갔으나 아무런 이상이 없다는 얘기를 들었다고 한다. ADHD 아이들의 특징 중 하나가 부모가 부르는 소리를 잘 알아듣지 못하는 것이다.

다음은 보호자가 말하는, 치료했으면 좋겠다고 말하는 증상들이다.

1. 다른 사람 얘기를 전혀 안 듣고 지속적으로 자신의 이야기만 계속한다.
2. 식사 시간에 멍하게 있고 동생을 보살펴주거나 하지 않고 잘 괴롭힌다.
3. 차분히 기다리는 것을 못하고 평소에 짜증을 잘 낸다.
4. 문제가 생기면 흥분을 잘 하고 유치원에서 다른 친구들과 다툼을 많이 한다. 그래서 가끔씩 유치원에 가 보면 친구들과 어울리지 못하고 혼자서만 놀고 있다
5. 자기 직전에 잠자리에 누워서 혼잣말을 끊임없이 계속한다.

현재 엄마가 아이의 행동 때문에 많이 혼내고 야단쳐서 엄마한테 짜증을 많이 내고 화를 잘 내는 상황이라 한다. 엄마가 지쳐서 아이에게 과격한 표현을 쓰기도 하는데, 엄마의 표현을 빌리자면 "○○(아이의 이름)는 사람이 아니고 짐승 새끼처럼 행동한다."라고 했다. 아무리 다그쳐도 전혀 교정의 기미가 보이지 않는다며 많은 걱정을 했다. 한의원에 내원할 때마다 한숨을 쉬면서 동생과 비교하는 이야기를 하였다.

여러 진단을 통해 '흥만형 ADHD'로 진단하였고, 충동적인 ADHD에 효과가 있다고 연구된 한약을 처방하고 침 치료와 두뇌 훈련을 매주 1회씩 시행하였다.

치료 4개월 경과

1. 예전에는 잘못하여 엄마가 혼내면 화만 내고 흥분하여 자기 말만 했으나, 현재의 상황에 대해 얘기하거나 다른 사람 입장에 대해 설명을 하면 이해하고 스스로 바꾸려고 시도한다.
2. 동생을 괴롭히기만 하고 거들떠보지도 않았는데 얼마 전부터 동생이랑 놀아 주고 형으로서 동생을 보살펴 주려고 한다.
3. 식사 시간에 아무 행동도 하지 않고 멍 때리는 양상이 줄어들었다.
4. 잘 때 혼잣말은 거의 없어졌고, 친구들과 다툼이 있거나 싸우면 먼저 양보하는 모습이 조금씩 보이게 되었다. 친구들과 싸우고 나서도 상황을 이해하고 자신이 잘못한 게 있으면 바꾸려는 모습을 보인다. (왜냐고 물어보면 이제는 친구들과 싸우고 나서 혼자서 놀기 싫다고 했다.)

치료 6개월 경과

마지막 상담 때 아이의 어머니는 "이제야 사람이 된 것 같다"고 했다. 여전히 흥분하고 참을성이 없지만 예전에는 전혀 통제가 되지 않았다면 지금은 자기가 잘못한 게 있으면 수긍하고 고치려는 모습을 보인다고 한다.

치료 사례 2
얼굴이 벌겋게 상기되어 있고 열이 많은 체질의 ADHD 아이

또래에 비해서 키도 크고, 덩치도 좋은 편인 초등학생 여자아이로, 얼굴이 항상 벌겋게 상기되어 있고 열이 많은 체질로 보였다. 실제로 작년에 다한증 치료를 받았다고 한다. 외국에서 국제 학교를 다니다 치료를 위해서 한국으로 귀국해 학교에 다니고 있는 아이였다.

아이 부모의 말에 따르면, 집에서 생활할 때는 약간의 증상이 보이긴 하지만 문제가 될 정도로 심하지 않았다. 그런데 학교에 들어가서는 문제가 심하게 나타나게 되었다고 했다. 자꾸만 반 친구들과 다투고, 수업시간에 가만히 있지 못하고, 집중이 안 된다고 한다. 예전 학교 담임 선생님이 너는 ADHD이니 바로 치료하라며, 치료하지 않으면 학교를 못 다닐 수도 있다고 강력하게 경고했다고 한다.

아이의 얘기를 직접 들어보면 인종 차별적인 비하 발언을 듣고 화가 나서 그런 행동들을 했다고 한다. 본인도 선생님의 질문에 대답을 정확히 하고 싶은데 자기는 영어를 잘하지 못해서 당시 적절한 대응을 하지 못했다고 한다.

여러 가지 검사와 진료를 통해 '번조형 ADHD'로 진단하였다. 내원에 대해서 거부 반응이 커서 두뇌 훈련은 직접적으로 하지 못하였고, 주로 체질에 따라 처방한 한약 복용만 지속하였다.

치료 3개월 경과

1. 일단 평소에 얼굴에 벌겋게 달아 오른 정도가 예전보다 덜해졌다. 더운 데서도 땀이 이전보다 덜 난다고 한다.
2. 무엇보다 학교에서 차분하게 앉아서 수업에 집중하는 모습이 자주 보이고, 같은 학교 친구들과도 아무런 문제 없이 잘 지낸다고 한다.
3. 그래서 그런지 한약 복용 이후로는 담임 선생님으로부터 아무런 얘기가 없다고 한다.

치료 5개월 경과

마지막 내원 시에 큰 무리 없이 학교생활을 하고 있어, 이후 경과만 주기적으로 지켜보기로 하고 치료를 종결하였다. 이 경우는 전형적인 '변조형 ADHD'로 체질적으로 열이 많은 아이가 한약 치료를 통해서 차분해지고 흥분도가 가라앉아 수업에 집중하고 아이들과 다툼이 적어진 사례에 해당한다.

치료 사례 3
자기 뜻대로 되지 않으면 물건을 던지고 소리를 지르는 아이

중학교 1학년 남학생으로 초등학교 때까지는 조금 산만하기는 했으나 큰 문제를 일으키지는 않았다. 중학교에 올라가면서부터 ADHD 증상이 나타나기 시작했는데, 시간 개념이 점차 없어져 일주일 대부분을 지각하고, 수업 시간에도 갑자기 손을 들고 선생님께 맥락 없는 질문을 하며, 친구들 사이에서도 감정 조절을 하지 못해 친구와 다툼이 잦다고 한다. 대학 병원에서 검사를 하고 ADHD 진단을 받은 뒤 정신과 약을 처방받았으나 부작용이 염려되어 복용하지 않은 상태로 본원에 내원하였다.

보통 학교에서 ADHD 증상을 보이는 아이들의 경우, 집에서도 문제점을 보이는 경우가 많다. 역시나 이 아이도 작년 이후 조그마한 일이 생기면 동생부터 의심하는 일이 잦아져 동생과 사이가 좋지 않았으며, 틈만 나면 동생 방에 가서 동생을 놀리고 이유 없이 시비를 건다고 한다. 또한 자기 마음대로 일이 진행되지 않으면 물건을 던지고 소리를 지르는 등의 모습이 자주 관찰된다고 한다. 또, 학교 준비물을 챙기지 않아 엄마가 책가방에 준비물을 챙겨서 넣어줄 때 그 물건이 자신이 원하는 물건이 아니면, 물건을 내던지며 악에 받쳐 운다는 것이다. 충동성을 전혀 통제하지 못하는 모습을 보이고 있는 것이다.

 ADHD를 비롯한 신경 정신과 질환을 치료하기 위해서는 단순히 겉으로 드러나는 ADHD 증상에만 집중해서는 안 된다. 아이의 신체 증상과 감정 상태를 정확하게 읽어내고 종합하여 진단해야 한다. 신체 증상으로는 소화, 대소변, 체온 등을 파악해야 하며, 감정의 상태는 아이의 현재 감정 상태가 분노, 공포, 두려움, 우울, 예민 중 어느 상태에 가까운지 파악해야 한다.

 이 아이는 피부가 까무잡잡한, 통통하고 건장한 체격의 남자아이로 가끔 폭식하는 습관도 있었지만, 식욕도 좋고 소화와 대소변에 별다른 문제가 없는 아주 건강한 아이였다. 열이 많아 더위를 많이 타고 땀을 많이 흘리며, 체력도 좋아 활동량이 많지만, 피곤하다는 이야기를 거의 하지 않는다. 수면 상황은 깊은 잠을 들지 못하는 경향을 보였다.

 아이의 현재 주된 감정은 '예민과 분노'였다. 겉으로 봐서는 너무나 건강하고 씩씩한 아이로만 보였지만, 아이는 늘 신경이 곤두서 있고 조그마한 자극에도 과한 반응을 보여 친구와 자주 부딪히는 모습을 보이고 있었다. 또한 자신의 생각대로 일이 진행되지 않을 때는 감정 조절을 못하고 분노를 쉽게 표출하여, 엄마와 동생에게 화내는 모습을 자주 보였다.

 이와 같이 덩치도 크고 식욕이 왕성한 아이는, 평소 에너지 대사가 왕성한 아이이다. 과항진된 에너지 대사와 열에너지가 끊임없이 신경을 흥분시키고 아이를 가만히 있지 못하게 하며 쉽게 흥분하고 과격하게 행동하는 모습을 유발시키는 것이다. 이렇게 과항진된 대사를 보이는 '변조형 ADHD' 아이에게는 '석고'라는 약재를 주약재로 하여 뇌 신경의 흥분과 아이의 체열을 내려 정상적인 신경과 대사 상태로 만들어 주는 것이 필요하다. 또한 아이는 '예민과 분노'의 감정을 과도하게 표출하는 상태인데, ADHD를 치료함에 있어 이러한 감정 상태를 정상화시키고 이를 제어하는 힘을 함양시키는 것도 매우 중요하다. 성인들도 예민해지거나 화나는 상황에서 일이 손에 안 잡히고 한 가지 일에 집중할 수 없듯이 어린아이도 예민해지고 감정적인 동요가 있는 상황에 수업에 집중하고 한자리에 얌전히 앉아 수업을 듣는 것이 어려운 건 어찌 보면 당연한 일일 것이다. 즉, 감정적인 안정 상태가 유지되어야 두뇌의 기능 또한 안정이 되어 주의력 결핍 양상으로 나타나는 ADHD 증상이 호전될 수 있는 바탕이 만들어지는 것이다. 이러한 감정 상태의 아이는 '시호'와 '황련' 등을 주약재로 선택해 불안정한 뇌 신경계와 감정 상태를 안정시키게 된다. 아이의 신체 대사와 뇌 신경계, 감정 상태를 안정시키기 위해 이 약재들을 군약으로 한 한약 처방과 더불어 두뇌 훈련을 병행하였다.

치료 3주 경과

아직까진 집중력이 눈에 띄게 좋아진 것은 모르겠지만, 짜증내는 것이 절반 정도로 줄었고 짜증을 내더라도 예전처럼 물건을 던지거나 소리를 지르지는 않으며 금방 진정이 된다고 하였다.

치료 2개월 경과

최근 일주일간 지각하는 일이 없었으며, 전보다 수면 시간이 길어지고 중간에 깨는 일 없이 자는 것 같다. 무엇보다 확실히 아이한테 여유가 생겨 요즘은 동생과도 사이좋게 잘 지내고 무슨 일이 생겼을 때 전처럼 동생을 의심하는 일이 잘 보이지 않는다고 했다.

치료 5개월 경과

공부하는 것을 좋아하지는 않지만 수업 시간에도 주변에 피해를 주지 않고 무리 없이 잘 따라간다고 했다. 처음 내원 시 10분도 한자리에 앉아 있지 못했던 아이가 지금은 40분에서 1시간까지도 한자리에 앉아 무언가를 집중해서 해내는 모습이 보여 너무 좋다고 했다.

ADHD 증상이 좋아지기 위해서는 아이의 과항진된 대사와 아이의 '예민과 분노'의 감정이 안정되어야 한다. 치료를 통해 ADHD 증상뿐만 아니라 아이에게서 함께 있었던 폭식 경향, 다한증, 불면 경향, 분노 조절의 어려움 증상 역시도 함께 호전되었다. 이렇게 ADHD 증상뿐만이 아닌, 함께 보였던 아이의 다른 불편한 증상들도 함께 소실된 것은 ADHD 증상을 유발하는 아이의 신체와 뇌 신경계, 감정 상태가 안정되면서 겉으로 드러난 질환뿐 아니라 그 질환을 가진 아이 자체에 더 집중하여 균형을 되찾는 치료를 하는 한의학 치료 철학의 장점이라 할 수 있겠다.

이후 아이는 2~3개월 정도 보존적 치료를 더 진행하였고 마지막 주의력 검사에서도 현저히 호전된 결과를 보인 상태로 치료를 종결하였다.

치료 사례 4
예민하고 신경성 두통, 복통이 있던 ADHD 아이

초등학교 3학년 여자아이의 치료 사례이다. 지속적으로 산만하다는 이야기를 들으면서 학교생활을 해왔으나 작년 2학기 개학 후 수업 시간에 산만함이 심해지고 친구들과 트러블이 지속적으로 발생하여 선생님한테 ADHD 검사를 해보라는 권유를 받은 상태였다. 한의원 치료와 놀이 치료 사이에서 고민하다 본원에 내원하였다.

아이는 먹는 것은 비교적 잘 먹는 편이었지만 입이 짧아 편식을 하였고 무엇보다 만성적인 변비로 한 번씩 관장을 해오고 있었다. 또한 조금만 긴장하면 머리가 아프거나 배가 아파오는 등 신경성 두통과 신경성 복통을 함께 호소하고 있었으며, 긴장하거나 스트레스를 받으면 수시로 소변을 보러 가는 경향과 자다가 한 번씩 오줌을 싸는 야뇨증 증상을 가지고 있었다.

아이의 현재 주 감정 상태는 두려움이었다. 어릴 때부터 유달리 겁이 많았고 엄마와의 분리 불안이 심해 지금까지도 엄마와 함께 잠을 자며, 어두운 곳에 혼자 있는 것을 싫어해 샤워를 할 때에도 문을 열어 놓고 샤워를 하거나 불이 꺼진 곳에는 가지 않으려고 했다. 또한 TV에서 무서운 장면이 나오면 시선을 돌려버리고 어쩌다 보게 되는 날이면 악몽을 꾸거나 자다가 여러 번 잠에서 깨는 등의 증상을 보였다.

ADHD를 비롯한 신경 정신과 질환을 치료하기 위해서는 단순히 나타나는 증상에만 집중하는 것이 아니라, 아이의 신체 증상과 감정 상태를 종합적으로 파악하여 진단해야 한다. 신체 증상으로는 소화, 대소변, 체온 등을 파악해야 하며, 감정의 상태는 아이의 현재 감정 상태가 분노, 공포, 두려움, 우울, 예민 중 어느 상태에 가까운지 파악해야 한다.

아이는 현재 굉장히 날카롭고 예민해져 있는 상태이고 이로 인한 신경성 복통, 신경성 두통, 야뇨증도 함께 호소하고 있었다. 무엇보다 만성적인 변비를 호소하고 있는 상태로, ADHD를 치료함에 있어 아이가 대변을 원활하게 보지 못하는 것을 해결해주는 것도 필요했다.

여기서 한 가지 궁금증이 생길 수 있다. 신경이 예민하거나 대사가 과항진되어 나타나는 ADHD 유형은 쉽게 이해가 가지만, 대변과 ADHD를 연관 짓는 건 쉽게 납득하기 어려울 수 있다. 그러나 이 부분도 과거의 예를 살펴보면 쉽게 수긍이 된다. 예로부터 지나치게 공격적이고 분노 조절이 어려운 과흥분된 사람이 치료가 필요한 경우 동서양을 막론하고 관장을 시켜 진정시킨 치료 사례가 많다. 이러한 예를 들지 않더라도 우리가 일상생활에서 변의를 느끼고 복통을 호소할 때 대변을 보지 못하는 상황에 처한다면 우리는 어떤 반응을 보일까. 조급해지고, 초조해지며, 안절부절 못하고 머릿속에는 온통 대변을 보는 생각뿐이며 어떠한 일에도 집중할 수 없게 될 것이다. 이러한 상황이라면 이 아이가 학교에서 왜 가만히 있지 못하고 산만할 수밖에 없는지, 쉽게 예민해지고 감정 컨트롤이 안 되어 친구들과 트러블이 발생하는지 이해할 수 있을 것이다. 이러한 경우 '작약'이나 '대황'이라는 약재를 통해 아이의 장 활동을 활발하게 하여 대변을 잘 볼 수 있도록 도와주는 것도 필요하다.

또한 아이에게는 다른 또래 아이들보다 '두려움'이라는 감정이 과도한 상태였다. '두려움'이라는 감정은 '감정의 뇌'라고 불리는 편도체라는 뇌의 한 부위에서 형성되는 것으로 ADHD 증상을 보이는 아이들 중 편도체의 기능적인 불안정으로 나이가 들어도 두려움의 감정을 심하게 느끼는 경우가 많다. 이러한 경우 '용골'과 '모려'라는 약재를 주 약재로 하여 아이의 편도체를 안정시켜 감정 상태 또한 안정시키는 것이 필요하다.

치료 3주 경과

증상이 발생한 지 얼마 되지 않았고 유병 기간이 짧은 만큼 아이의 호전 속도는 예상보다 빨랐다. 약을 복용한 지 3주 정도 지났을 때는 숙제를 하나씩 끝낼 수 있을 정도로 호전되었다. 예전에는 동시에 두 가지 일을 같이 하려다 두 가지 모두 제대로 하지 못했는데, 지금은 미숙하긴 해도 하나를 끝까지 마치고 나머지 하나의 일을 끝낸다는 것이었다. 그리고 예전에는 무언가를 시키면 '싫어요'라는 소리를 먼저 했으나 지금은 시키지 않아도 책상에 혼자 앉아서 무언가를 하려고 한다고 하였다. 물론 아직까지 집중을 잘 하는 것은 아니었다. 그런데 아이가 차분해지는 느낌을 받기 시작한 때가 아이가 대변을 편하게 보기 시작하면서부터라고 했다.

치료 7주 경과

학교 선생님으로부터 요즘은 수업 태도가 좋아지고 발표 같은 것도 먼저 하려고 한다는 이야기를 들었다. 두 달 사이에 아이가 아주 많이 달라진 것 같다고 했다. 또한 ADHD 증상 호전과 함께 요즘에는 배 아프다는 소리와 머리 아프다는 소리를 하지 않고 집에서 무섭다고 이야기하는 횟수가 현저히 줄었다는 이야기를 보호자로부터 들을 수 있었다.

치료 4개월 경과

4개월 정도 치료 후 두 달 정도 보존적 치료를 더 진행하고 치료를 종결하였다. 정신과 약을 복용하지 않고 아이의 상태가 더 나빠지기 전에 빨리 내원하여 즈기에 치료를 시작하여 치료 효율도 좋았고 치료 종결도 빨리 이루어진 치료 사례라 할 수 있다.

치료 사례 5
ADHD로 정신과 약을 복용한 후 틱이 생겼다는 고등학생

환아는 고등학교 2학년 남자 학생으로, 다음의 다섯 가지 증상을 주소증으로 내원하였다.

1) 수업에 집중할 수 없고 5분 이상 한 가지에 집중을 유지할 수가 없다.
2) 집중이 안 되면 처음엔 눈 깜빡임만 나타나다가, 강박적으로 목을 꺾거나 얼굴을 찡그려야만 하는 상황으로 번지고, 나중에는 의식적으로 하지 않으려고 억제할수록 하고자 하는 충동이 심해져 어깨나 고관절까지 꺾어야만 해서, 일상생활과 공부에 집중하기가 어려웠다.
3) 일어날 가능성이 매우 낮은 사고, 불운 등에 대한 불안한 생각이 커서

잠을 이룰 수 없고, 밤을 새는 날들이 많았다.
4) 늘 쉽게 화를 내고 감정이 급변하는 경우가 많아 형제, 부모와의 갈등이 심했다. 교우 관계에도 충동성의 문제로 관계를 오래 유지하기 어려워했고 주변 친구들로부터 부정적인 평가를 들으면 학교에 가는 것을 두려워했다.

환자는 이미 정신과에서 콘서타를 처방받아 복용 중에 있었고 동반된 틱 증상으로 아빌리파이 등의 약물을 추가로 복용 중임에도 증상이 개선되지 않아 본원에 내원하였다. 환자를 면담, 검사한 결과, ADHD와 틱장애 이외에도 범불안장애, 사회불안장애, 우울증, 수면장애 등이 동반되어 있음이 확인되었다. 틱 증상은 처음에는 없었으나 콘서타를 복용한 이후에 초발하여, 가벼운 찡그림이 있다 없어지는 등을 반복하던 상태였으며, 고등학교 진학 이후에 증상이 더 심하게 나타나고 있었다. 강박적으로 틱을 해야만 편안함을 느끼고 점점 강도가 센 증상을 보이고 있으며, 타인의 시선이 없는 상황, 혼자 있거나 집에서는 오히려 덜하다. 친구들에게 틱 증상을 보일 것에 대한 걱정을 하는 도중에, 긴장과 불안이 있는 순간에 더 발현되는 모습을 보였다.

초등학교 입학 후 ADHD를 진단받고 약물 치료를 하다가, 약물 복용 중 심각한 소화 장애와 틱장애가 나타나 중단과 재복용을 반복하던 상태였다. 최근 재발하여 다시 복용을 하고 있었으나, ADHD 약물을 복용하는 중에 틱장애가 처음 발병했다고 확신하는 부모는 양약 중단을 증상 회복과 더불어 가장 크게 기대하고 있었다. 실제 콘서타의 부작용

중 하나가 틱 증상 유발이라고 보고되고 있다. 불안도가 높은 상황이었는데, 초등학생 저학년 때부터 전쟁이 나는 것, 집 안에 도둑이나 강도가 드는 것 등의 걱정이 많았고 그로 인해 잠을 잘 때 심장이 두근거려 잠을 이루지 못하는 날들이 많았다. 당시 부모는 나이가 들면 좋아질 것이라 생각하고, 소아의 불안장애나 ADHD 가능성을 생각하지 못해 치료를 받지 않았다.

환아의 주의, 집중력 저하가 불안과 긴장 경향과 관련이 있을 가능성을 고려해, 불안을 줄이고 심과 담의 기능을 강화시키는 데 도움이 되는 한약을 처방하고 틱장애가 목, 어깨 부위의 근육 긴장과 이로 인한 불편감과 관련이 있어, 주 2회 내원하여 침 치료로 근육과 힘줄의 이완, 자세 유지근의 강화를 시도하였다.

치료 3개월 경과

불안 지표(BAI)가 29점에서 14점으로 크게 감소하였고 긴장과 불안이 덜해지니 친구들 앞에서 틱 증상이 보이는 것에 대한 걱정, 강박적인 준비 동작 등이 없어져 틱 증상의 빈도도 절반 정도로 줄어들었다. 목꺾기 등이 덜해지기는 했으나 아직 주의력이 향상되는 점은 보이지 않았다. 부모는 불안이 완화되는 면에서 치료에 대한 신뢰를 갖고 이후 동일한 치료를 지속하기로 결정하였다.

치료 6개월 경과

불안과 틱 증상은 더욱 완화되었고 지금까지 처음으로 한 번도 깨지 않고 잠을 푹 잤고, 그 이후로도 숙면을 취한 날들이 많아졌다고 했다. 수면의 질이 좋아지니 수면 전후로 기분이 급변하고 우울, 불안을 느끼는 일이 줄어들어 가족들과의 갈등이 크게 감소하였다. 부모의 ADHD 평가 점수가 37점에서 21점으로 완화되고 있었으며, 환아 스스로도 조금씩은 집중을 유지하는 것이 수월해져 이전 10분 이내에서 흐름이 멈추던 것이 30분 정도의 집중을 유지할 수 있게 되었다고 했다. 목 꺾기 등의 강박적인 동작이 없어지는 것 같다가도 스트레스를 받은 날에는 예전만큼은 아니지만 다시 나타나서 사라지기를 반복하였다.

치료 8개월 경과

부모의 ADHD 평가 점수가 12점으로 더욱 완화되었고 환아 본인도 주의력을 유지하는 데 어려움이 없으며, 무엇보다 충동성 조절이 수월해져서 형제, 교우 관계에서 받는 2차적 스트레스가 없어졌다는 것에 크게 만족하고 있다. 이후 불안 완화에 초점을 두고 있던 처방에 변화를 주어 주의, 집중을 강화시키고 체력과 수면 효율을 높이는 방향으로 3개월간 추가 처방하였는데, 주소증으로 호소한 대부분의 증상이 보이지 않게 되었다.

생활 속 관리를 현재처럼 유지하고 가끔 스트레스 상황에서 재발하는 경우, 즉시 내원하여 침 치료와 상담 치료 등을 몇 회 추가 시행하기로 하고 치료를 종결하였다.

치료 사례 6
훈육 태도의 변화가 치료 효과를 더 높인다.

"아이가 엄하게 하는 아빠 앞에서는 말을 잘 듣는 것 같은데 큰소리로 말하거나 혼내지 않으면 너무 말을 안 듣네요."

환아는 부모의 사이가 그리 나빠 보이지 않았고, 학교에서의 생활, 학업 성취도 모든 면에서 별 문제가 없어 보이는 상태였다. 부모의 말에 따르면 아이는 "지금 초등학교 저학년인데 학년이 올라갈수록 학습 능력과 효율이 떨어지는 것 같고, 집중력이 떨어지며 행동이 느리고 배운 내용을 기억을 잘 못하는 것 같다. 감정 조절이 안 돼서 큰소리로 말하거나 혼내야만 반응을 하다가 어느 순간에는 쉽게 짜증이나 화를 내기도 한다."고 했다.

자녀 훈육에 있어, 적절한 칭찬과 체벌은 아동 행동의 부정적 결과물을 줄이고 긍정 행동의 보상을 통한 이득을 높이는 데에 그 목적이 있다. ADHD 아동의 진료 과정에 자주 느끼는 것은 치료와 훈련만큼이나 부모의 훈육 태도의 변화도 필요하다는 것이다.

ADHD 아동들은 여러 동반된 증상들로 인해 지시에 따르는 것이 잘 되지 않고 일상생활에서 역할을 수행하지 못하는 등 문제 행동을 보이는 경우가 많다. 부모는 수차례 아이에게 행동 교정을 요구하지만, 아이들은 그 순간에도 집중하지 못하고 부모의 지시를 따르지 않거나 관심이 없는 태도를 보인다. 참아오던 부모가 결국 욱하고 소리를 지르거나 체벌을 하는 등의 자극을 보이면 그제야 아이가 지시에 따르는 경험을 반복하다 보면 부모는 감정적으로 아이를 대하게 되고, 그것이 아이를 훈육하는 유일한 방법이라는 잘못된 믿음을 갖게 된다.

이 때문에 "엄하게 하는 아빠의 얘기만 들어요.", "무섭게 혼을 내야만 말을 들어요."라는 호소는 ADHD 부모들의 가장 흔한 호소 중에 하나이다.

그런데, 이런 아이의 부모에게는 훈육 태도의 변화가 필요할 때가 있다. 체계화된 작업 수행에 어려움을 느끼는 아이들이 자극과 체벌에만 반응하게 되면, 그 반응으로 인해 부모들은 부정적인 자극과 체벌을 반복하게 되고 부모와 아동의 상호 작용이 강압적인 과정이 되면서 서로의 행동을 부정적 강화를 통해 조절하려고만 하는 경우가 생긴다. 이럴 때는 기존 훈육 태도의 변화를 모색해야한다.

예를 들어 아동이 부모의 지시를 따르지 않으면 부모는 부정적으로 반응하게 되며 "우리 아이는 소리를 질러야 말을 들어요." 같은 부정적인 순환 고리를 만들어 매번 감정적 어조나 그 심각성이 상승하게 된다. 부모나 아동 중 하나가 이런 부정 반응에 의해서만 상대의 요구를 수용하면서 순환 고리는 끝이 나게 되는데, 이것이 반복되면 서로에 대한 부정적 행동 양식은 강화된다. 이러한 과정을 통해 ADHD 환아들에게 보이는 기능적 결함과 품행 문제들도 강화된다.

이에, 아래 네 가지 행동 기법을 주문하였다.

1) 실제 사례를 통해 부모 반응 변화를 유도하고 아동의 긍정적 행동에는 크게 반응하고, 부정적 행동은 작게 반응하거나 무시하여 부정 순환 고리를 차단하기

2) 아이와 사회적이고 감정적인 교감을 주기적으로 하고, 그에 대한 아이의 반응을 기록, 평가하는 방향으로 지속적으로 지도하기
3) 아동 행동의 반응의 변화를 위해 동기 부여를 위한 명확한 보상 프로그램을 사용하고, 그 기준을 일관되게 가져가기
4) 안정시키기 위해 타임아웃을 사용하여 흥분을 가라앉히고 충동성을 약화시키는 시간을 갖기

위의 내용을 기본으로 부모 교육과 정서적인 안정감과 신체적 기능 저하, 피로감 등을 개선하기 위한 한약 처방과 침 치료를 시행하였다.

치료 2개월 경과

2개월이 경과할 때까지 매주 진행하던 부모 교육에서 보호자는 이전과 다른 방식에 적응하느라 애를 먹었지만, 부모의 행동이 아동에게 부정적 강화가 되지 않는 방식을 이해한 뒤로는 아동도 부모의 요구에 따라 계획적으로 생활하는 변화가 나타나기 시작했다.

특히 아이와 함께 매주 내원하던 아빠는 부모 교육과 행동 평가가 이뤄지는 점에 대해 반감을 가지고 있다가 치료자와 아내의 끈기 있는 설득에 의해 교육 참여를 결정하게 되었다. 처음에는 평가 과정에서 이루어지는 행동 수정 권고에 힘들어하는 모습을 보였다. 그러나 3개월간 부모는 기준에 따른 명확한 보상 프로그램과 감정적으로 안정 취하기를 충실히 이행했고, 이에 따라 아동은 자신의 행동 반응에 따라 이뤄지는 처벌과 보상을 이해하게 되었고, 추가 보상을 위한 긍정적 변화를 제안하기도 하였다.

치료 4개월 경과

부모의 코너스 ADHD 설문의 점수는 초진 내원 당시 홀수 문항 26점, 짝수 문항 18점 총 44점에서 각각 11점, 8점 총 19점으로 상당한 변화가 나타났다.

치료 6개월 경과

아동의 학교와 학원의 선생님들로부터 수업 시간에 집중도가 높아지고 학업 성취도가 높아지고 있다는 긍정적 피드백을 받았고, 가정에서의 역할 수행도도 눈에 띄게 개선되었다. 부모의 표현에 따르면 전과 다르게 다음 날 해야 할 과제와 숙제 등을 알아서 준비하기 시작했고, 부정적인 감정을 내비칠 필요가 없다 보니 부모에게 전에는 한 번도 하지 않던 고민이나 진로에 대한 의견 교류가 있었다고 한다. 학업 수행도가 높아진 것보다도 아이와의 관계가 더 친밀해진 것 같아 이 점이 가장 만족스럽다고 했다. 6개월 경과 시의 코너스 설문 점수는 총점 8점으로 자녀에 대한 부모의 평가는 상당한 진전을 이루었다. CAT 평가에서는 초진 내원 당시 억제 지속, 간섭 선택, 분할, 기억의 항목 모두에서 저하가 보였던 상태에서 저하 항목이 경계, 정상으로 전환되어 객관적 지표로도 개선을 확인할 수 있었다.

치료 8개월 경과

8개월까지 위의 치료를 반복했고 이후에는 가정에서 부모와 자녀의 역할 수행 관련 지켜야 할 것들을 리스트로 주어 주기적으로 스스로 평가하도록 한 후, 치료를 종결하였다.

부모 교육 프로그램은 ADHD의 위험이나 다른 품행적 질환들의 위험을 가진 아동들의 부모를 대상으로 시행하였다. 부모 교육에는 여러 방법이 있지만 이들의 주된 공통점은 긍정적, 지지적이고 안정적인 부모 역할을 증가시키고 주도적이고 적합한 훈육 전략을 이용하여 아이의 질환을 이해하도록 하고 양육의 일관성을 높이는 것이다. 이를 위해 위에 언급한 부모 교육을 병행하는 것이 필요하지만, 처음에는 부모도 교육을 필요로 한다는 점에 난색을 표하거나 부정 반응을 보이는 경우가 있다. 하지만 부모가 없던 기준을 세움으로써 아이의 요구에 일관된 반응을 보일 수 있게 되면 한약 치료 효과에 더해 극적인 아동 행동 변화가 일어나는 모습을 자주 볼 수 있다. 결국 부모 교육을 통해 ADHD 아동이 즉각적인 보상과 처벌에만 반응하던 것을, 부모의 제안과 아동의 선택 훈련이 가능한 형태로 훈육을 바꿀 수 있었고, 아동에게 스스로 선택할 수 있는 기회를 주어 자신의 선택에 대한 결과와 책임을 수용하는 훈련이 가능해지면서 스스로 사고를 체계화하고 올바른 선택을 할 수 있도록 하는 것이 가능해졌다.

치료 사례 7
집중이 너무 안 된다는 직장인

직장 생활을 하고 있는데, 집중력이 일 년 전부터 많이 떨어져서 업무에 지장이 생겨 치료를 위해 한의원을 내원하였다. 진료에 앞서 초진 검사 진행 중 가만히 앉아 있지 못하고 계속 부산스럽게 움직이는 모습을 보였으며, 초진 상담 중에는 말의 속도가 빠르고, 질문을 끝까지 다 듣지 않고 중간에 대답하거나 본인 질문을 하는 모습이 자주 관찰되었다. 1년 전 병원에서 성인 ADHD로 진단받았으나, 별다른 치료를 하지는 않았다고 한다. 업무 중 업무 지시 메신저를 봐야 하는데, 자꾸 다른 것을 보게 된다고 했다. 남들보다 스트레스를 많이 받는 편이라고 했으며, 작은 것에도 쉽게 감정이 상한다고 했다. 늘 같은 일이 반복되는 업무임에도 업무에 부담을 많이 느끼고 긴장을 하게 된다고 한다. 가만히 있다가 뭔가 해야겠다는 충동이 생기는데 그럴 땐 밖으로 나가 몇 바퀴 돌다가 들어가는 일이 있다고 얘기했다.

사람들과 대화를 하는데 뭔가 코드가 맞지 않는 느낌이 자주 있었다. 그래서 직장에서 말을 잘 하지 않았다. 다른 사람의 관심사에 흥미가 없는 듯 보였고, 자기가 관심 있는 부분에 대해서는 다른 사람들이 이상하게 생각하는 것 같다고 말한다. 자신이 말을 하면 분위기가 이상해지는 것 같아서 업무 외의 대화는 잘 하지 않는 편이라고 했다. 이렇게 사회관계에 있어 생기는 미묘한 감정은 성인 ADHD 환자들에게 흔히 나타나는 것이다.

휴대폰으로 동영상을 많이 보는 편이며, 일이 없으면 게임을 두세 시간씩 한다. 몸을 가만히 움직이지 않고 있으면 불안하다고 했다. 머리가 빈틈없이 꽉 차 있는 느낌이 들고, 생각이 확장이 안 되어 일을 하지 못할 때가 있다고 한다. 중·고등학교에 다닐 때도 수업에 집중하는 것이 어려웠다고 했다. 어릴 때부터 무의미한 행동을 반복적으로 한 것 같고, 괜히 손을 움직여서 뭔가를 만지작거리는 경우가 많았다고 한다. 그렇지만 학교 다닐 때 심각한 문제 행동을 한 적은 없었다.

 따뜻하게 자는 것을 선호하지만 추우면 몸이 힘든 정도는 아니다. 더우면 집중력이 더 떨어지는 것 같다. 가만히 있다가 상기가 되고, 열이 오르면 나가서 막 돌아다니게 된다. 이럴 때는 여기저기 뛰어다니면 해소가 된다. 특별한 자극이 없어도 하루에도 몇 번씩 그런 느낌이 생긴다. 이른바 '번조형 ADHD' 경향이다.
 체력은 약하지 않은 정도이며, 식욕은 보통 수준이다. 아침 식사 후에 설사하거나 속이 불편할 때가 있지만, 점심, 저녁 식사는 소화가 양호하다. 대변은 2~3일에 1회, 단단하게 보는 편이지만, 시원하게 본다. 설사하는 일은 잘 없다. 소변 상태는 양호하며, 붓는 것도 없다.
 항상 약간의 불안감은 있는 것 같다. 간혹 가슴이 두근거릴 때가 있다. 잠은 언제든지 잘 자는 것 같다. 12시부터 7시까지 자는데, 아침에 일어날 때 머리가 몽롱하고 맑지 않다. 진료 시 대화가 잘 끊어지고, 건성건성 듣고 집중하지 못하는 느낌이 들었다.
 한약 처방과 침 치료, 마음 챙김 명상을 지도하였다. 아울러 생활 관리(게임과 휴대폰 사용 시간을 줄이기, 규칙적으로 운동하기, 해야 할 일 메모하기)를 안내하였다.

첫 내원 시 종합 주의력 검사와 ASRS-V1.1 결과

요약 보고서 (Summary)

	단순선택 (시각)	단순선택 (청각)	억제지속	간섭선택	분할		작업기억 순방향	작업기억 역방향
누락오류	정상	정상	정상	정상	저하	정반응횟수	정상	정상
오경보오류	정상	정상	저하	정상	저하	공간폭	정상	정상
정반응시간 평균	정상	정상	정상	정상	경계			
정반응시간 표준편차	정상	정상	정상	정상	저하			
d'	4.54	4.96	3.05	2.13	1.30			
Beta	0.39	1.00	0.05	0.10	0.73			
보속오류	0	0	2	0	4			
다중반응	0	0	1	0	0			

'정상', '경계', '저하'로 표시 (정상: 1SD미만, 경계: 1SD이상~1.6SD미만, 저하: 1.6SD이상)

아래의 질문을 읽고 평가 기준에 맞춰 답하십시오.
지난 6개월 동안 귀하가 어떻게 느끼고 생활했는지를 가장 잘 설명하는 칸에 o 표 하세요.

	증상	전혀 그렇지 않다	거의 그렇지 않다	약간 혹은 가끔 그렇다	자주 그렇다	매우 자주 그렇다
1	어떤 일의 어려운 부분은 끝내놓고, 그 일을 마무리 짓지 못해 곤란을 겪은 적이 있습니까?					o
2	체계가 필요한 일을 해야 할 때 순서대로 진행하기 어려운 경우가 있습니까?					o
3	약속이나 해야 할 일을 잊어버려 곤란을 겪은 적이 있습니까?					o
4	골치 아픈 일은 피하거나 미루는 경우가 있습니까?				o	
5	오래 앉아 있을 때, 손을 만지작거리거나 발을 꼼지락거리는 경우가 있습니까?					o
6	마치 모터가 달린 것처럼, 과도하게 혹은 멈출 수 없어 활동을 하는 경우가 있습니까?					o

치료 1개월 경과

한약 복용 후 복잡하던 머리가 약간 정리되는 느낌이 든다고 했다. 업무 중에 움직이고 싶은 충동이 덜 생긴다고 했다.

치료 2개월 경과

머리가 맑아지는 것이 느껴진다고 했다.

회의 시간이 40분을 넘어가면 집중이 잘 안 된다. 하지만 이전에 비해 많이 좋아졌다고 했다.

증상	전혀 그렇지 않다	거의 그렇지 않다	약간 혹은 가끔 그렇다	자주 그렇다	매우 자주 그렇다
1	어떤 일의 어려운 부분은 끝내놓고, 그 일을 마무리 짓지 못해 곤란을 겪은 적이 있습니까?			○	
2	체계가 필요한 일을 해야 할 때 순서대로 진행하기 어려운 경우가 있습니까?			○	
3	약속이나 해야 할 일을 잊어버려 곤란을 겪은 적이 있습니까?				○
4	골치 아픈 일은 피하거나 미루는 경우가 있습니까?			○	
5	오래 앉아 있을 때, 손을 만지작거리거나 발을 꼼지락거리는 경우가 있습니까?				○
6	마치 모터가 달린 것처럼, 과도하게 혹은 멈출 수 없이 활동을 하는 경우가 있습니까?			○	

치료 4개월 경과

이제 1시간은 집중할 수 있는 것 같다고 한다. 회의 시간에 집중이 안 되는 경우는 없다. 업무 중에 나가서 배회하는 일이 거의 없으며 사람들과의 대화에 관심을 가져 보려고 노력하고 있다고 했다.

증상	전혀 그렇지 않다	거의 그렇지 않다	약간 혹은 가끔 그렇다	자주 그렇다	매우 자주 그렇다
1	어떤 일의 어려운 부분은 끝내놓고, 그 일을 마무리 짓지 못해 곤란을 겪은 적이 있습니까?		○		
2	체계가 필요한 일을 해야 할 때 순서대로 진행하기 어려운 경우가 있습니까?			○	
3	약속이나 해야 할 일을 잊어버려 곤란을 겪은 적이 있습니까?			○	
4	골치 아픈 일은 피하거나 미루는 경우가 있습니까?			○	
5	오래 앉아 있을 때, 손을 만지작거리거나 발을 꼼지락거리는 경우가 있습니까?		○		
6	마치 모터가 달린 것처럼, 과도하게 혹은 멈출 수 없이 활동을 하는 경우가 있습니까?		○		

치료 사례 8
집중력 저하와 감정 조절에 어려움이 있던 아이

12세 남자아이

주 증상은 산만하고, 집중을 못 하는 것인데, 감정 조절이 잘 안 된다고 했다.

"분이 안 풀려요, 마음을 차분하게 하고 싶어요!"

초진 시 아이가 여러 상태에 대해서 이렇게 대답했다.

초등학교 들어가기 전부터 산만하고, 집중력이 없었다. 야단치면 딴생각을 하는 것 같다. 초등학교 2학년 때 정신과에서 ADHD로 진단받고, 약물 치료와 미술 치료를 몇 개월 받은 적이 있다. 이후로 운동을 시작하면서 아이가 집에 있는 시간이 줄다 보니 이전보다는 부모와 크게 부딪히지 않는다고 한다. 학교에서는 감정 조절을 못 해서 문제를 일으키고 친구들과 싸울 때가 종종 있다고 했다. 학원에 다니지 못하니까 과외를 받는데, 꾸준히 하지 못하고 지겨워하고 힘들다고 하는 적이 많다. 과외 선생님한테 산만하고 집중을 못 한다는 이야기를 들었으며, 과외를 받는 동안 수업에 집중을 못 하니까 "너 이런 식이면 가르칠 수 없어" 하고 과외 선생님이 그냥 간 적도 있다고 한다.

아이가 차후에 어떤 상황이 벌어지는지 생각을 해서 참아야 하는데, 그것이 조절이 안 된다고 한다. 질러놓고 후회를 하는데, 자기도 조절이 안 된다고 말한다. 친구들하고 갈등이 있을 때 과하게 반응을 하니까 아이는 항상 혼나게 되고, 그 때문에 스트레스를 많이 받았다.

운동 클럽에서 후배들과 갈등이 있어서 훈련에 참여하지 못하고 개인 훈련만 4개월째 받고 있다. 동네 친구들과 어울려 놀면서도 자주 불화가 생겼다. 자기는 별거 아닌 듯이 아무렇지도 않게 하는 행동이 문제가 된다. 최근에는 친구들과 놀다가 신경전이 벌어져 친구 동생의 핸드폰을 던져, 친구가 경찰에 신고를 하는 일이 있었다고 한다.

아빠는 양육에 거의 관여하지 않는 편이다. 엄마가 주로 야단을 치게 된다고 하였다. 아빠는 일이 있을 때마다 대화로 풀어보려고 하지만, 아이가 속마음을 얘기하고 싶지 않다고 한다. 아이에게 질문을 했는데, 아이가 제때 대답을 안 하면 언성이 높아질 때가 많다. 아이가 거짓말을 많이 하는 것 같다고 했다. 그리고 몸을 자주 흔든다. 서 있을 때 가만히 있지 않고 몸을 흔드는 것이 관찰되었다.

더위를 타는 편이며 식욕이 좋다. 소화도 잘 되고, 대소변 모두 양호하다. 스트레스를 받으면 위경련이 올 것 같다고 느끼면서, 배앓이를 한다. 가슴이 답답해지는 경우도 한 번씩 있다고 한다. 잠을 잘 자기는 하지만, 엄마가 강제로 10시에 재워서 기분이 좋지 않아 했다. 일주일에 한 번은 조금 더 놀다 자고 싶은데 그렇지 못한 것에 불만이 있다.

코너스 검사 결과상 35점으로 높은 수준이다. CBCL 검사 결과, ADHD 및 품행 문제가 있는 것으로 파악된다. 종합 주의력 검사상 주의력 저하가 뚜렷하다.

요약 보고서 (Summary)

	단순선택 (시각)	단순선택 (청각)	억제지속	간섭선택	분할		작업기억 순방향	작업기억 역방향
누락오류	정상	정상	정상	정상	저하	정반응횟수	경계	정상
오경보오류	정상	정상	정상	정상	정상	공간폭	정상	정상
정반응시간 평균	정상	저하	저하	저하	저하			
정반응시간 표준편차	정상	저하	저하	저하	경계			
d'	3.52	3.90	2.66	1.30	1.24			
Beta	0.35	0.65	0.26	0.43	1.40			
보속오류	1	1	3	2	0			
다중반응	4	5	7	8	2			

'정상', '경계', '저하'로 표시 (정상: 1SD미만, 경계: 1SD이상~1.6SD미만, 저하: 1.6SD이상)

 부모 교육(ADHD 증상 이해하기, 아이의 감정 공감하기, 규칙 정하기, 환경 정리하기 등)을 하고, 한약 치료와 IM 훈련을 주 2회 병행하기로 했다.

치료 2주 경과

 IM 훈련 1차. Long Form Test를 진행했다. "이전에도 몇 개월 해봤어요. 지겨워요."라고 하는 등 동작에 집중하지 못하고 딴짓을 많이 하는 모습이 관찰되었다.

치료 1개월 경과

 숨이 답답할 때가 있다. 내일 이사를 하느라 엄마가 예민한 것 같고, 짜증을 많이 낸다고 했다. 그래도 최근에 엄마 아빠가 자신에게 편하게 대해 주시려고 하는 것 같다고 대답했다.

치료 2개월 경과

이사하고 잠이 잘 온다. 감정이 좋아진 것 같다. 자제가 된다. 마음을 추스를 수 있다. 불안한 마음이 없어졌다. IM 훈련에 주 2회 꾸준히 참여하였다. 자세가 좋아지고, 딴청 피우는 일이 없어졌다.

치료 3개월 경과

감정 조절이 잘 된다. 그다지 화날 일이 없다.

치료 4개월 경과

IM 훈련을 종결하였다. long Form Test 결과 충동성이 낮아지고, 타이밍을 맞추는 기능이 눈에 띄게 개선되었다. 최근, 부모에게 자신의 감정을 표현한다. "요즘은 화가 잘 안 나요. 운동도 열심히 하고, 운동 클럽 훈련에 다시 참여할 수 있게 되었어요."라고 대답했다.

종합 주의력 검사상 주의력이 호전되었다.

요약 보고서 (Summary)

	단순선택 (시각)	단순선택 (청각)	억제지속	간섭선택	분할		작업기억 순방향	작업기억 역방향
누락오류	정상	정상	정상	정상	정상	정반응횟수	정상	정상
오경보오류	정상	정상	정상	정상	정상	공간폭	경계	정상
정반응시간 평균	정상	정상	정상	정상	정상			
정반응시간 표준편차	정상	정상	정상	정상	경계			
d'	4.54	4.96	4.32	2.72	2.32			
Beta	0.39	1.00	0.25	0.03	0.64			
보속오류	0	0	0	0	0			
다중반응	0	0	0	0	0			

'정상', '경계', '저하'로 표시 (정상: 1SD미만, 경계: 1SD이상~1.6SD미만, 저하: 1.6SD이상)

ADHD와 관련하여
자주 하는 질문

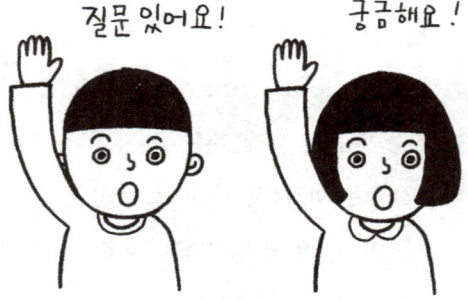

Q1. ADHD를 치료하는 한약은
모두 똑같은 한 가지 약으로 치료하는 것인가요?

ADHD를 치료함에 있어 정신과 약처럼 아이들마다 같은 약으로 치료하는 것인지에 대해 물어보는 보호자들이 많다. 무언가 드라마틱한 효과를 내는 ADHD 특효약을 기대하는 것일 수도 있고, 양방 정신과의 ADHD 약물 부작용을 경험한 뒤 체질에 따라 각각 다르게 치료하여 부작용이 없으면 하는 바람으로 질문하는 경우도 있다.

답부터 하자면 ADHD는 아이의 상태, 원인, 체질을 고려하여 변증에 따라 모두 다른 약으로 치료를 하게 된다.

아이들의 경우 성인과 달리 신체와 두뇌, 신경 등이 충분히 발달되지 못한 상태이기 때문에 외부 자극이나 약물에 취약할 수밖에 없다. 이러한 이유로 소아정신과에서 중추 신경계 약물을 처방받아 복용시킨 후, 아이에게서 식욕 부진, 불면증, 불안증 등의 부작용이 나타나는 경우가 상당하다. 그래서 보호자들은 아이가 이런 부작용이 다시 나타나지 않았으면 하는 바람으로 아이의 체질을 고려하여 약을 처방받고 싶어 이런 질문을 자주 한다.

한의학에서는 ADHD를 치료하기 위해 아이의 겉으로 드러나는 증상만을 보는 것이 아닌 ADHD 증상이 발생할 수밖에 없는 그 아이의 몸 상태와 뇌 기능 상태에 더욱 집중한다. 같은 ADHD 증상을 보이는 아이라 하더라도, 어떤 아이는 체구가 왜소하고 예민하며 입이 짧고, 어떤 아이는 덩치가 크고 힘도 좋으며, 식욕이 왕성하다.

만약 두 아이가 동일한 ADHD 증상을 보인다면 처방하는 한약도 동일한 약으로 처방하게 될까? 물론 그렇지 않다.

첫 번째로 예를 든 왜소하고 입이 짧고 예민한 아이는 불안정한 신경계로 인해 산만함과 과잉 행동이 나타나므로 신경계를 안정시키는 방향으로 처방하고 치료를 진행해야 한다. 치료를 통해 신경계가 점차 안정되면 ADHD 증상 호전과 함께 아이의 예민함도 줄어들고 이로 인한 식욕 부진, 잔병치레, 잠투정 등도 함께 호전될 수 있다.

이와 반대로 두 번째 예로 든 덩치도 크고 힘도 좋으며, 식욕이 왕성한 아이는 예민하지 않고 잔병치레도 없지만 지나치게 활동적이고 하루 종일 뛰어놀 수 있을 만큼 에너지 대사가 왕성한 유형의 아이다. 과항진된 에너지 대사와 열에너지가 끊임없이 신경을 흥분시켜 ADHD 증상을 유발하게 되며, 이러한 아이는 항진된 에너지 대사와 열에너지를 정상화시키는 약을 복용하고 이러한 방향으로 치료하는 것이 가장 중요한 치료 포인트다. 치료를 통해 과항진된 대사가 정상 수준으로 돌아오면 ADHD 증상이 호전됨과 함께 아이의 대사 항진으로 인해 심하게 더위를 타는 증상이나 폭식 경향 등이 함께 호전될 수 있다.

이처럼 한의학에서는 아이들 각각의 신체 상태와 평소 생활상을 고려해 다양한 경로를 통해 치료에 접근한다. 아이의 몸 상태를 고려하지 않은 채 ADHD 증상을 억제하는 것에만 집중하게 되면 치료 과정 중 부작용이 나타날 확률이 높아지는 것은 어찌 보면 당연한 일일 것이다.

증상만을 억제하는 것이 아닌 아이의 신체 상태와 두뇌 상태를 종합적으로 고려하여 ADHD 증상이 보이지 않게 되기까지는 그만큼의 노력과 시간이 필요하며, 보호자 역시 눈에 보이는 ADHD 증상에만 초점을 맞추기보다는 아이의 육체적인 건강과 정신적인 건강 상태가 회복되는 것에 주안점을 두고 치료에 임해야 한다.

아이가 균형 잡힌 신체와 두뇌를 갖게 되면 ADHD 증상들은 자연스럽게 호전된다. 병만 보는 것이 아닌 병을 가진 사람을 보고 치료하는 한의학의 치료 관점은 ADHD와 같은 신경질환을 치료함에 있어 반드시 필요한 관점이다.

Q2. ADHD 아이의 보호자로서 주의 사항은 무엇이 있을까요?

모든 질환이 그렇겠지만 병을 치료함에 있어서는 의료 기관에서의 치료와 함께 스스로 할 수 있는 능동적인 치료, 즉 관리가 매우 중요하다. 그러나 올바르지 못한 관리는 오히려 독이 되어 치료를 방해하는 경우도 있기 때문에 제대로 된 지식을 가지고 관리해 나가야 한다. 더욱이 ADHD는 아이에게 발생하는 경우가 대부분이기 때문에 아이를 양육하는 보호자의 역할이 매우 중요하다고 할 수 있다.

먼저 스마트폰, 컴퓨터, TV 노출을 최소화하는 것이 필요하다. ADHD는 두뇌 신경계가 흥분되는 상황에서 증상 악화가 뚜렷하게 보인다. 액정 화면에 노출이 많이 될수록 뇌 신경계는 흥분하게 되고 이로 인해 아이는 더욱 산만해지고 집중 유지가 불가능해진다. 집에서 스마트폰이나 컴퓨터 시청 대신에 대근육을 활용한 맨손 운동과 스트레칭을 시행하는 것은 흥분된 두뇌를 안정시키고 ADHD 증상을 완화하는 데 많은 도움이 된다.

다음은 아이를 대하는 보호자의 태도를 개선하는 것으로, 아이의 증상 변화에 민감한 반응을 보이지 않는 것이다. ADHD는 질환의 특성상 아이의 긴장도나 뇌 신경 흥분 상태에 따라 증상의 기복이 흔하다. 따라서 엄마가 아이의 ADHD 증상 변화에 민감하게 반응하는 것은 증상의 등락이 반복되는 질환의 속성상 아이를 긴장하게 만들고, 이로 인해 지속적인 스트레스가 발생해 아이의 증상을 악화시킬 수 있다. 또한 아이가 무엇인가를 잘못했을 경우 지적하고 꾸짖는 것은 최소화하고, 아이가 잘

했을 때 칭찬과 격려를 아끼지 말아야 한다. 아이는 ADHD로 인해 자신이 컨트롤하기 어려운 과한 행동을 보일 수밖에 없기 때문에 아이가 눈에 띄는 행동을 자주 해서 신경이 쓰이더라도 어느 정도는 눈감아주는 것이 필요하다. 물론 아이가 큰 규율을 어겼을 때나 너무 위험한 행동을 했을 때는 단호하게 대처하는 것도 필요하다.

마지막으로 아이의 학업량을 적절히 조절해 주는 것이다. 실제로 치료 중인 보호자들이 학원을 당분간 다니지 않게 해야 하는지 물어보거나 다니던 학원을 모두 끊은 뒤에 내원하는 경우도 종종 있다. 그러나 아이가 하고 있는 모든 학업 활동을 중단할 필요는 없으며, 아이의 학업량은 아이와 대화를 통해 아이와 상의 후에 결정하는 것이 필요하다. 아이와 대화를 한 후 아이가 스스로의 수준을 넘어서는 학업량으로 부담감을 느끼고 있다면 학업량을 적절히 줄여주는 것이 필요하며, 반대로 아이가 크게 부담을 느끼지 않고 학업량을 소화하고 있는 상황이라면 굳이 조절하지 않아도 된다.

ADHD는 어떻게 관리하느냐에 따라 증상의 변동 폭이 큰 질환이므로 이러한 주의 사항들을 잘 지키고 아이를 관리해주는 것이 필요하다. 실제로 같은 치료를 진행하는 아이라 하더라도 보호자가 어떻게 관리해주는지에 따라 증상의 기복은 천차만별이며 치료 속도도 큰 차이가 난다. ADHD 증상이 심하지 않은 경우에는 외부적인 치료의 도움 없이 보호자의 적절한 관리만으로도 충분히 증상을 경감시키고 컨트롤할 수도 있는 만큼 보호자가 정확한 지식을 가지고 아이를 관리하는 것이 반드시 필요하다.

Q3. 성인 ADHD 증상을 일반인도 쉽게 체크해 볼 수 있는 간단한 참고 기준이 있을까요?

Hallowell and Ratey가 1994년에 제시한 성인 ADHD에 대한 참고 기준이 있다. 여기서 12개 이상 체크되고, 증상이 아주 빈번하게 나타나고 있다면 성인 ADHD가 의심되기 때문에 전문가의 정확한 진단이 필요하다고 할 수 있다.[59]

1. 일을 성취하는 능력이 저하된 것 같은 느낌
2. 정리 정돈하는 것에 어려움을 느낌
3. 쉽게 산만해지고 주의 집중하는 것이 어려움
4. 지루함을 참지 못함
5. 발언을 할 적절할 타이밍이나 발언이 적절한가에 대한 생각 없이 바로 말하는 경향
6. 만성적으로 일을 미루고 무언가를 시작하는 데 어려움이 자주 발생함
7. 동시에 여러 가지 프로젝트를 처리하지 못하고 끝까지 완수하지 못함
8. 자주 강한 자극을 추구함
9. 가끔 창조적이고 직관적이고 높은 지적 능력을 보임
10. 정해진 절차나 적절한 순서를 따라서 일을 처리하는 데 문제가 있음
11. 참을성이 부족함; 분노를 못 참음

---

[59] M.D. Edward M. Hallowell & M.D. John J. Ratey, Driven to Distraction: Recognizing and Coping with Attention Deficit Disorder, Anchor Books, p.73~76

12. 기분 변화가 심하고 불안정한 기분 상태가 잦음

13. 쓸데없이 지속적으로 걱정하는 경향이 있음

14. 불안정한 감정을 느낌

15. 말을 할 때나 행동할 때 충동적이거나 격정적임

16. 신체적 및 인지적으로 침착하지 못함

17. 중독 행동에 쉽게 빠지는 경향이 있음

18. 자기 자존감에 대해 부정적임

19. 자기를 정확히 관찰하여 파악하지 못함

20. 가족력(ADD, 조울증, 우울증, 물질 남용, 충동 억제 장애, 기분 장애 등)이 있음

21. 유년 시절에 ADD 증상을 보임

나아가, 성인 ADHD가 의심될 경우, 다음과 같은 2가지 척도를 통해서 진단이 이루어지게 된다.

첫 번째로는 자기 보고 형식 척도로 ASRS v 1.1(성인용 자기 보고형 척도- v 1.1)가 사용된다.

두 번째로 ADHD를 정확하게 진단하기 위해서 사용되는 척도에는 브라운 주의력 결핍 평정 척도, 성인 ADHD 임상 진단 척도, 코너스 성인 주의력결핍과잉행동장애 평정 척도, DIVA 2.0 등이 있다.

더불어, 국내에서 개발되어 시판되고 있는 주의력 검사는 주의력 평가 시스템(ADS)과 종합 주의력 검사(CAT)가 있다.

Q4. ADHD에 사용하는 양약의 종류와 부작용에 대해서 알고 싶습니다.

일단 한국에서는 ADHD 진단을 받게 되면 소아정신과에서 처방하는 정신과 약 치료 중심으로 치료가 이루어진다.

리탈린(페니드, 메틸페니데이트 속방형), 메타데이트(메틸페니데이트 중간형), 콘서타(메틸페니데이트 서방형), 애더럴(암페타민), 스트라테라(아토목세틴) 등의 상품명으로 처방되는데 이는 대부분 중추 신경계를 흥분시키는 약들이다.

또는 도파민, 노르에피네프린 등의 재흡수를 억제하여 흥분 상태가 일정하게 유지될 수 있도록 하는 약들이다. 따라서 도파민 노르에피네프린 등의 농도가 낮아져 ADHD를 유발하는 경우에는 심한 부작용이 없는 경우도 있으나 도파민이 보통인 경우 메틸페니데이트 성분은 도파민을 높일 수 있기에 부작용이 발생할 수 있다. 아토목세틴 성분은 노르에피네프린만 선택적으로 재흡수를 억제하기에 부작용이 덜할 수 있다.

즉, 메틸페니데이트 성분은 낮은 도파민, 낮은 노르에피네프린일 경우 효과가 뛰어나며 부작용도 덜하다. 아토목세틴 성분은 보통 도파민, 낮은 노르에피네프린의 경우에 효과가 탁월하다. 하지만 소아 ADHD의 20% 정도가 되는 보통 도파민, 보통 노르에피네프린의 경우는 기존 약물의 효과는 떨어진다고 알려져 있다. 이에 따라 심계항진, 혈압 증가, 오심, 구토, 불면증, 복통, 두통, 입 마름, 속 쓰림 같은 단기 부작용을 만들어 낸다. 식욕이 떨어지거나 자극에 민감하고 예민해지게 하거나 성장 호르몬 분비를 저해하여 키나 체중 같은 아이들 성장이 잘 안 이루어질 수도 있다는 논란이 있다.

가장 큰 문제는 ADHD 정신과 약은 1년 이상 장기 복용하는 경우에 있다. 장기적으로 복용할 경우 약에 내성이나 의존성이 생기고, 우울감이나 자살 충동이 생기며, 틱장애나 심해지면 뚜렛증후군이 생길 수도 있다고 보고되고 있다.

Q5. ADHD 정신과 약 치료는 언제까지 받아야 하나요?

장기간 치료가 필요한 질환이지만, 모든 아동이 장기간 치료를 받는 것은 아니듯, 환자마다 예후가 다르기에 면밀하고 정기적인 평가가 필요하다. 많이 사용되는 메틸페니데이트에 의해서 주로 사용 초기(4~12개월)에 성장 지연이 나타나는 경향이 있거나, 식욕과 소화의 장애, 성장 발달 지연 등의 부작용이 있어서 3년간 치료를 받았을 경우 평균 약 2.3cm의 신장 차이가 나타나는 것으로 조사된 바가 있다.[60] 이와 같은 부작용들로 인해 많은 부모님들은 ADHD 정신과 약 치료를 진행하더라도, 언제까지 복용해야 하는지, 즉 언제 약물 중단을 시행할 수 있는지에 대해 관심이 많다.

정신과 약 복용 초기에 아이들이 너무 위축되고 조용해지는 경우가 있

---

60) Effects of stimulant medication on growth rates across 3 years in the MTA follow-up.
Swanson JM, Elliott GR, Greenhill LL, Wigal T, Arnold LE, Vitiello B, Hechtman L, Epstein JN, Pelham WE, Abikoff HB, Newcorn JH, Molina BSG, Hinshaw SP, Wells KC, Hoza B, Jensen PS, Gibbons RD, Hur K, Stehli A, Davies M, March JS, Conners CK, Caron M, Volkow ND
J Am Acad Child Adolesc Psychiatry. 2007 Aug; 46(8): 1015-1027.

는데 일부 정신과 약물은 식욕 저하나 불면, 성장과 발달의 문제를 부작용으로 보이는 경우도 있다. 식욕, 수면 등이 도파민과 노르에피네프린의 변화에 함께 영향을 받기 때문이다. 이런 약물 치료의 목적은 뇌 신경망의 활성화, 신경 발달 촉진으로 인한 뇌 기능의 정상화를 유도하는 것인데, 치료 과정 중간에 많은 기능이 정상화되었어도 표면적 증상 호전일 뿐, 뇌 기능의 완전 정상은 아닌 경우가 있기 때문에 최소 1년 정도의 약물 치료 이후 매 1년마다 재평가를 해 약물 치료의 지속 여부를 결정하게 된다.

재평가를 하지 않더라도 약물이 하루 종일 작용하는 것은 아니기에 아침 시간과 저녁 늦은 시각처럼 약물의 작용이 이뤄지지 않는 시간의 증상 차이가 크지 않을 때는 약물의 감량을 고려하는 것이 필요하다.

단, 성인 ADHD의 경우 아동의 그것과는 다르게 치료를 통해 전두엽의 추가 성숙이나 발달이 생길 여지가 있지는 않기 때문에 일반적으로 복약 중에 개선되어도 중단하면 재발될 수 있으니 면밀히 살펴야 한다.

또한, 아동의 70%까지는 청소년기까지 증상이 지속되고 학습 부진, 불안 장애, 우울 장애, 게임 중독, 알코올 중독 등으로 이어지는 경우가 있으므로 ADHD의 치료는 조기에 이뤄지는 것과 충분히 호전될 때까지 적절한 치료를 이어가는 것이 필요하다. 하지만 1년 이상의 장기 복용으로 인해 내성이나 의존성이 생기고, 우울감이나 자살 충동이 생기며, 틱장애, 심해지면 뚜렛증후군이 생길 수도 있다는 보고도 있기에 오랜 기간 동안 정신과 약을 복용했음에도 약을 끊지를 못하고 있다면 두뇌 훈련, 심리 치료, 운동 치료, 미술 치료, 한의학 치료 등 다른 대안을 고민해 보아야 한다.

Q6. ADHD의 비약물 치료에는 어떤 것들이 있고 효과는 어떠한가요?

증상이 경미하고 아동이 너무 어리거나 학령기 전, 약물 치료의 부담이 있는 경우 비약물 치료를 우선 고려해볼 수 있다. 또는 약물 치료를 받았음에도 치료의 효과가 없거나 불안, 반항, 품행장애 등과 같은 다른 정신과적 문제가 동반된 경우에는 비약물 치료가 필수적일 수 있다.

만 6세 미만 아이들에게 있어서는 ADHD 진단 이후 비약물 치료만으로 상당한 호전을 보였다는 연구도 있는데, 여러 종류의 치료가 있지만 이 중 부모 교육과 인지 행동 치료가 가장 효과적으로 보인다.

부모 교육은 아이의 상태에 대해 파악하는 것만큼이나 ADHD에 대해 부모, 교사가 정확히 이해하게 하는 것이 중요하다. 고의로 만들어지는, 즉 문제가 아닌 문제 행동 양식을 이해하는 것이 불필요한 체벌, 관계 악화를 막는 데 필요하기 때문이다.

부모의 감정을 적절히 표현하는 것이 아이들에게는 중요한 감정 학습 방법이 되기도 하기에 부모 교육이 중요하다. 부모 교육은 부모가 아이의 문제 행동에 대해서 부정적으로 반응하여 교정을 하고, 잘한 행동에는 일관적이고 지지적인 행동으로 긍정 행동을 강화시키는 훈련이다. 부모가 정서적으로 고통을 받는 경우는 일관된 양육이 힘들 수 있어서 때에 따라 부모가 함께 정신과적 치료를 받는 것이 필요할 수 있다.

인지 행동 치료는 행동하기 전에 먼저 생각하기를 연습하는 과정으로 볼 수 있다. 사람의 생각, 감정, 행동은 서로 연결되어 있어 이 중 하나가 변하면 다른 것들을 바꿀 수 있다는 인식을 기초로 한다. 예를 들어 과제를 수행하는 '사건'에 있어 아이가 이전에 과제로 부정 평가를 들었던 경험 때문에 자신에게 실망하여 과제 수행이 아무 의미가 없으며 자신은 할 수 없다는 '자동적 사고'를 가진다면 불안이라는 '감정'이 따라와서 과제를 미루거나 엉망으로 빨리 끝내서 회피하려는 '행동'으로 이어질 수 있다. 이 중 부정적, 자동적 사고의 근거가 무엇인지를 생각해 보고 기록하게 해 본다. 과거의 과제에 대해 받았던 부정적 피드백이 원인으로 작용할 수 있기에 이에 대해 다시 생각해보며 항상 부정적 평가만 있던 것은 아니고 긍정적 평가도 있었다는 증거를 끌어내게 해보는 것이다. 이로써 스스로 과제를 충실히 수행할 수 있다는 인식의 변화를 끌어내게 된다.

인지 행동 치료는 아이가 자신의 문제를 다른 방식으로 인식함으로써 자동적으로 떠오르는 부정적 생각과 결론의 오류를 찾아서 교정하는 것이 목표이며 사람의 감정과 행동이 사건과 경험에 대한 사고방식에 의해서 영향을 받는 일련의 과정에 개입해서 변화를 유도하는 방식인데, 스스로가 관찰자가 되어 특정 감정과 행동을 촉발하는 자동적 사고를 파악해서 부정적인 생각과 왜곡을 교정하고 합리적인 생각을 대입하는 방법이다. 이 치료는 학령기 아동에게 주로 권장되는데, 보통 12회 이상의 반복적 훈련에서 효과적인 것으로 알려져 있다.

Q7. 산만함과 ADHD를 어떻게 구분하며, 한의학에서는 어떻게 치료하나요?

ADHD 진단에 있어 주의해야 할 것은 산만하다고 모두 주의력결핍장애는 아니라는 점이다. 다른 정신 장애의 일부의 증세로 과잉 행동과 충동성 및 공격성을 보일 수도 있고 신체적 장애 및 환경 문제의 영향으로 산만성이 나타날 수도 있기에 산만하다고 해서 모두가 ADHD는 아니다.

만 3~5세 학령 전기 아동은 주도성이 정신 발달의 주된 과업인 시기로 이때 정상적 발달 과정에서 보이는 산만함은 ADHD와 구분된다. 대부분 초등학교 입학 시기 이후에 집, 학교, 학원 등에서 반복되는 문제가 보이는 것으로 문제 행동이 시작된다고 할 수 있다. 그리고 학교, 집 등 다양한 환경에서 공통적으로 문제가 관찰될 때 ADHD의 가능성이 높다고 할 수 있다. 예를 들어, 학교에서는 아무 문제없이 잘 적응, 생활하면서 집에서 엄마와의 관계에서만, 혹은 동생과의 관계에서만 과잉 행동, 충동 조절 문제 등이 보인다면 ADHD가 아닐 가능성이 있어서 구분이 필요하다. 또한 불안해서 보이는 주의력 저하, 우울해서 기운이 없으면서 주의력이 떨어지는 경우도 ADHD가 아니듯 주의력 저하를 유발하는 몇 가지 질환과의 감별이 필요하다.

ADHD와 감별이 필요한 질환 또는 상태로는 원래의 활동적이고 능동적인 성향, 갑상선 장애, 갑상선 호르몬 내성 증후군 등의 신체적 질환, 대뇌 손상과 같은 신경학적 질환, 우울증, 조울증, 불안장애 등이 있다. 또한 가정 또는 열악한 주변 환경의 영향을 받은 경우나 정신 지체 및 전반적 발달장애에서의 산만증, 의도적으로 반항하는 경우 등을 구분해야 한다.

따라서 ADHD의 진단은 단순 검사만으로는 이루어지지 않고 부모와 선생님의 관찰을 통한 아이 행동에 대한 면밀한 검토, 주의 집중력 검사를 통한 부주의함과 과잉 행동 측정, 기초 학습 기능 검사, 정서 검사, 지능 검사, 전반적인 심리 검사 등을 근거로 전문가의 면담과 종합적인 판단을 필요로 한다.

한의학에서 ADHD를 장조, 건망, 허번, 조동, 실총 등의 범주에서 장부의 기능 실조 문제로 보고 변증에 따라 처방과 치료를 결정하게 된다. 변증을 통해 기준이 되는 처방을 선정하고 양상에 따라 약재를 가감한다. 몸이 열상을 띠어 갑갑해하고 예민한 번조(煩燥)형 환자들은 치자나 석고를 사용해 열을 꺼 주고, 늘 불안하고, 가슴이 두근거려 자극에 대해 크게 반응하는 계(悸)형 환자들은 복령이나 계지를 사용하여 불안을 해소한다. 흉부에 독소가 울체되어 가슴이 늘 답답한 환자들은 진피나 지실을 사용하여 답답함을 풀어주며, 몽롱한 상태의 각성 장애(覺醒障碍)형 환자들에게는 석창포나 원지, 마황을 사용하여 각성도를 높여준다. 스트레스가 많아 화를 분출하는 아이들은 황련이나 시호, 향부자를 사용하여 스트레스를 완화한다.

적절한 변증과 한약, 침 치료 등으로 장부의 기능을 회복시키고 환아의 뇌 발달을 돕는 방향으로 치료를 진행하면서, ADHD 증상을 개선시키고, 장기 복용에 따른 정신과 약의 부작용을 줄이고 치료의 효과를 높이고 있다.

Q8. 자기가 좋아하는 책을 읽을 때는 불러도 대답을 못할 정도로 집중을 잘 하는데, 숙제를 할 때는 집중력이 너무 떨어지고, 물건도 정리를 잘 못합니다. 집중력이 굉장히 좋아 보이는데, 왜 이런 것들은 힘들어할까요?

'주의력 결핍'이라는 단어는 항상 산만하고, 가만히 있지 못하는 상태라고 생각하기 쉽다. 그러다 보니 좋아하는 책을 읽거나 컴퓨터 게임을 할 때 굉장히 집중을 잘 하는데, 우리 아이가 정말 ADHD일까? 주의력이 떨어지는 것이 맞나? 진단 결과에 동의하기 어려울 수도 있다.

주의력 결핍이라는 용어의 정확한 의미는 주의 전환이 지나치게 빠르거나 또는 지나치게 안 되는 경우를 뜻한다. 즉, 주의를 필요에 따라 전환하고 새로운 자극이 주어지더라도 충동을 억제하고 필요한 자극에 집중할 수 있는가에 대한 문제이다. 지나치게 주의 전환이 빠르면 새로운 자극에 쉽게 주의를 뺏기게 되며, 주의 전환이 너무 안 될 경우 자기가 좋아하는 일에만 빠져 다른 일을 하지 못하는 문제가 생기게 된다. ADHD라 하더라도 항상 산만하다기보다 필요한 일에 주의를 기울이고 집중할 수 있는 것을 어려워하는 특징을 보인다.

무조건 한곳에 오랫동안 집중한다고 좋은 것은 아니다. 쉬는 시간에 친구와 놀다가도 수업 시간이 되면 책상에 앉아 준비를 해야 하는데 놀이를 그만 두고 제자리에 앉는 것이 힘들다거나, 좋아하는 책을 열심히 읽다가도 멈추고 숙제를 할 수 있어야 하는데 그것이 잘 되지 않는 경우 등과 같은 어려움이 생긴다.

산만해 보이는 아이도 스마트폰이나 게임을 할 때는 매우 집중을 하는 것처럼 보이는데, 이는 능동적인 의미의 집중이 아니라, 강렬한 자극에 쉽게 이끌려버리는 수동적인 의미의 집중이다. 때문에 이러한 자극에 익숙해지면 더 강렬한 자극이 아니고서는 주의를 전환하기 매우 어려워진다. 책이나 밋밋한 자극에는 주의를 기울이지 못하게 된다. 이러한 특성 때문에 ADHD의 경우 중독에 빠지기 쉽다. 게임 중독이나 스마트폰 중독, 청소년 이후에는 술이나 담배 등에 빠지면 중독 상태로 이어지기 쉬운 이유이기도 하다. 좋아하는 것에 빠지면 벗어나지 못하는 것은 주의 전환이 잘 되지 않아 생기는 문제이며, 강렬한 자극에만 주의가 집중되기 때문이다.

Q9. 스마트폰을 볼 때만큼은 얌전해져서 보여주게 됩니다. 스마트폰이 ADHD에 안 좋은가요?

스마트폰은 뇌에 불필요한 자극을 끊임없이 제공하여 뇌의 흥분도를 높이고 결국 뇌 피로도를 증폭시켜, 집중력을 떨어뜨리는 주요인이 된다. 이 때문에 스마트폰의 사용과 ADHD 증상이 밀접한 연관이 있다는 많은 연구가 있다. 2018년 7월 미국 LA 지역 고교생 2,500명을 대상으로 실시한 연구 결과에 따르면 스마트폰을 과도하게 사용하는 청소년이 주의력결핍과잉행동장애를 앓을 가능성이 큰 것으로 밝혀졌다.[61] 우리나라 연구에서도 스마트폰 중독 수준이 ADHD 증상에 미치는 영향

---

61) Jenny Radesky, MD, Heavy Media Use in Teens Predicts New Attention Problems, reviewing Ra CK et al. JAMA 2018 Jul 17 Radesky J. JAMA 2018 Jul 17

을 분석한 결과, 스마트폰 중독 수준이 높아질수록 ADHD 증상인 주의력 결핍, 과잉 행동, 충동성이 모두 악화되는 것으로 나타났다. 특히, 상대적으로 학년이 낮아질수록 스마트폰 중독이 과잉 행동과 충동성 증상에 미치는 부정적 영향이 더 커지는 것으로 나타났다.[62]

스마트폰 사용은 주의 집중력뿐만 아니라 불안이나 우울, 불면증, 중독 등 각종 정신 질환과 깊은 관련이 있다는 결과들도 여러 나라에서 일관되게 보고되고 있다.[63]

스마트폰은 원하는 정보를 기다릴 필요 없이 즉각적으로 찾아볼 수 있고, 자극적인 영상이나 게임을 언제나 자유롭게 볼 수 있기 때문에 두뇌의 쾌락 중추를 과도하게 자극한다. 스마트폰으로 뉴스 기사를 보거나 동영상을 볼 때 광고가 계속 노출되기 때문에 한 가지에 집중하기보다 다른 자극에 쉽게 주의를 뺏기도록 만든다. 이런 반복적인 습관은 결국 지속적인 집중이나 충동 억제를 하기 어렵게 만든다.

ADHD 아동이 스마트폰을 지나치게 사용할 경우 전두엽의 도파민과 노르에피네피린의 부족이 더욱 심해져 주의력 부족과 산만함, 충동적 행동이 심화된다. 또한, ADHD 아동은 자극적이고 흥미로운 일에 몰두하게 되면 자제력을 잃고 중독에 빠지는 성향이 강하기 때문에 스마트폰 사용에 대해 부모가 관심을 가지고 적극적으로 관리할 필요가 있다. 스마트폰을 일찍 접하면 접할수록 더 큰 폐해를 경험할 가능성은 커진다.

---

62) 최진오, 초등학생의 스마트폰 중독 실태가 ADHD 증상에 미치는 영향 분석, 위기관리 이론과 실천, 2014;10(5): 159-178
63) 이효철 외, 주의력결핍과잉행동장애와 스마트폰 중독, 우울, 불안, 자존감. 소아 청소년 정신 의학, 2015;26(3): 159-164

얌전히 있으라고 장기간 아이에게 스마트폰을 넘겨주는 것은 두뇌 발달을 망치는 일이라고 감히 단언할 수 있다.

스마트폰 중독을 피하기 위해서는 아이가 스마트폰을 사용할 수 있는 시간과 용도를 정해두고 지키도록 한다. 스마트폰은 할 일을 마친 뒤에 사용하도록 하며, 하루 사용량을 제한하는 애플리케이션이나 요금제를 활용하여 사용 시간을 관리할 수 있다.

취침 시간이나 가족과 함께 보내는 시간, 숙제할 동안에는 따로 보관하며, 아이와 함께 있을 때는 부모가 스마트폰을 사용하지 않는 솔선수범의 모습을 보이며, 여가 시간을 스마트폰에 의존하지 않도록 자주 부모가 아이와 대화나 취미 활동을 통해 상호 작용을 해 주는 것이 필요하다. 만약 스마트폰 사용 규칙을 지키지 않으면 스마트폰 사용을 제한함으로써 규칙을 지키지 않았을 때 제재가 따른다는 것을 보여주는 것도 필요하다.

Q10. 심리 치료만으로 안 될까요? 치료에는 어떤 것들이 있나요?

ADHD는 신경학적 원인이 있는 질환이기 때문에 이를 개선시키는 치료 없이 심리 상담이나, 운동, 놀이 치료만으로는 한계가 있다. 하지만, 한약이나 정신과약과 같은 약물 치료와 더불어 다양한 비약물적 치료를 적극적으로 활용하는 것은 도움이 된다.

ADHD 아동의 경우 사회성이 부족하기 때문에 또래 관계에서 어려움을 겪기 쉽다. 선생님이나 부모와의 관계에서도 잦은 갈등을 경험함으로써 정서적인 문제(분노, 우울, 불안 등)를 동반하는 경우가 많기 때문에 이를 해결할 수 있는 방법을 다양하게 모색할 필요가 있다. 그중 대표적인 것으로 행동 치료인 부모 훈련과 사회성 기술 훈련이 있다. 부모 훈련을 통해 부모는 보상과 제재, 칭찬, 모범 보이기와 같은 행동 치료의 원리를 배우고 아이의 문제 행동에 구체적인 대처법을 익히게 된다. 이는 주의력 결핍이나 과잉 행동 자체를 개선하는 효과는 미흡하지만, 부모-자녀 관계, 학교에서의 행동, 친구 관계, 불안, 반항, 학습 수행의 어려움 등을 개선하는 데 상당히 효과적이다. 아이는 사회성 기술 훈련을 통해 정리하기, 계획 세우기, 할 일 목록 관리하기 등을 배우고, 다른 아이들과의 활동을 통해 친구 맺기, 경청하기, 자기 주장하기, 감정 조절하기, 문제 해결하기, 따돌림에 대처하기 등과 같은 것을 배울 수 있다. 이는 특히 공격적이고 반사회적인 아동들의 사회성 증진에 효과적이다.[64]

ADHD 중에 학습 장애도 함께 진단되는 경우가 20%~25% 정도로 알려져 있는데, 아이가 읽기, 쓰기, 산술 등에 어려움을 겪고 있다면 학습 치료도 도움이 될 수 있다. 이 밖에도 ADHD와 동반된 정서적인 문제가 크다면 인지 행동 치료나 놀이 치료, 상담 치료 등이 도움이 된다. 자신의 생각과 감정을 표현하고 내면을 탐색하는 데 도움을 줄 것이다.

두뇌 훈련도 약물 치료와 함께 고려해 볼 수 있는 방법이다. 뉴로 피드백 훈련이 ADHD 아동의 부주의와 과잉 행동/충동성에 미치는 연구 결과[65]를 살펴보면 뉴로 피드백 훈련 이후 부주의 점수가 감소하였으며,

---

64) 이성직, 「ADHD 전문가를 위한 치료 지침서」, 2020, 서울:학지사
65) 노옥분, 손정락, 박태읍, 박순권, 「뉴로 피드백 훈련이 ADHD 아동의 부주의와 과잉 행동/충동성에 미치는 효과」, Korean Journal of Clinical psychology, 2011;30(2): 397-418

과잉 행동과 충동성 점수도 정신과 약 치료만큼 증상 개선에 도움이 된다는 것을 확인되었다. 또 다른 외국 연구에서도 주의력 장애가 있는 학생 1,089명을 대상으로 뉴로 피드백을 20회 실시하였더니 집중력이 현저하게 호전되었음을 보여주고 있다.[66]

또한, ADHD 진단을 받은 초등학생들을 대상으로 한 연구[67]에서 IM 훈련 프로그램을 통해 아동의 타이밍, 주의력, 운동 기능에 긍정적 효과가 있음도 확인되었다. 또 다른 연구에서도 주의력결핍과잉행동장애가 있는 아동 그룹에서 IM 훈련 후 주의력, 운동 조절, 언어 처리, 읽기 및 공격적인 행동 조절이 개선된 것으로 보고되었다.[68]

ADHD라는 진단을 받으면 부모 입장에서는 어떤 방법이라도 도움이 된다면 이것저것 다 하고 싶게 마련이다. 그러다 보니 오히려 아이가 힘들어할 정도의 일정을 짜서 여기저기 다니는 경우를 간혹 보게 된다. 이는 작은 것을 취하느라 큰 것을 잃는 것과 같다. 가장 중요한 핵심 치료에 집중하면서 놓치고 있었던 생활 속의 문제들을 가정에서 먼저 해결하는 것이 우선이다. 그런 바탕 위에 아이에게 부담이 되지 않는 선에서 다른 치료법을 추가하기를 권한다. 당장 눈에 띄는 변화를 급하게 좇게 되면 금세 지치기 십상이고, 변화가 더딘 아이를 다그치고 실망하며, 좌절하기 쉽기 때문이다.

---

66) D Kaiser, S Othmer, Effect of Neurofeedback on Variables of Attention in a Large Multi-Center Trial, Journal of Neurotherapy, 2000:4(1): 5-15
67) 남궁영, 손다인, 김경미, 상호 작용식 메트로놈(Interactive Metronome: IM)이 타이밍과 주의력, 운동 기능에 미치는 영향: 사례 보고. 대한감각통합치료학회지. 2015:13(2): 63-73
68) R J Shaffer 1, L E Jacokes, J F Cassily, S I Greenspan, R F Tuchman, P J Stemmer Jr, Effect of interactive metronome training on children with ADHD, American Journal of Occupational Therapy, March/April 2001; 55(2): 155-162.

ADHD 치료는 100미터 달리기가 아니라 마라톤을 뛴다는 심정으로 인내하고 또 인내하면서 아이의 변화를 맞이하게 되는 과정인 것이다.

부록

한국어판 예일 틱 증상 평가 척도 (YGTSS) -부모용

한국어판 예일 틱 증상 평가 척도(YGTSS)- 부모용

성명:_____ 나이:_____ 학년:_____
작성자 성명:_____(부, 모, 교사) 연락처:_____
작성일:_____

설문지를 작성하시는 부모님께

이제부터 작성하실 문항은 아이들의 틱 증상에 대해 보다 자세하게 평가하기 위한 것으로 작성하시는 데 다소 불편이 있으시더라도 끝까지 작성하여 주십시오.

다음의 질문들은 아동에 대한 기본적인 정보를 얻기 위한 것입니다. 잘 읽으시고 각 질문에 답해 주십시오.

◆ 다음의 질문들은 아동에 대한 기본적인 정보를 얻기 위한 것입니다. 잘 읽으시고 각 질문에 답해 주십시오.

1. 아동에 대하여

1) 아동의 이름, 성별, 생년월일, 학년:
2) 틱의 증상이 처음으로 발생한 나이는 언제입니까?: ___세 (___개월)
3) 현재 아동의 틱 증상으로 인해 약물을 복용하고 있습니까?:
   (예/아니오)

2. 가족에 대하여

1) 아동은 _____남 _____녀 중 몇 째입니까?:

2) 아버지의 나이, 학력, 직업:

3) 어머니의 나이, 학력, 직업:

4) 아동의 형제나 부모, 친척 중에 틱 증상을 보이는 사람이 있습니까? (예, 아니오)

3. 설문지 작성자: (참가하는 사람은 모두 V 표시를 하십시오.)
☐자신　　☐어머니　　☐아버지　　☐기타(　　　)

4. 설문지 작성일: _____년 ___월 ___일

5. 주소 및 전화번호

◆ 운동틱이란?

운동틱이란 근육 운동을 포함하는 틱을 말합니다. 이는 대개 아동기에 시작되는데 눈 깜박거림이나 한쪽으로 빠르게 머리를 젖히는 등의 갑작스런 동작이나 운동으로 나타납니다. 동일한 틱이 하루 중 자주 나타나고, 피곤하거나 스트레스를 받는 상황에서 악화되기도 합니다. 어떤 틱의 경우 틱을 할 것 같다는 느낌이나 충동이 선행합니다. 수 주, 수개월 동안 운동틱은 증상이 악화되거나 호전될 수 있고 오래된 틱 증상이 완전히 새로운 틱 증상으로 대치될 수도 있습니다.

대부분의 운동틱은 단순성(갑작스럽고 짧은 시간 동안의 의미 없는 동작)이지만 어떤 틱은 복합성을 가지고 있어서 마치 의도했던 행동이나 '의미 있는' 행동(예를 들면 얼굴 표정을 짓거나 어깨를 으쓱거리는 행동)처럼 나타나 다른 사람들은 잘못 이해할 수도 있습니다(마치 우리가 '잘 모르겠는데요.' 하는 뜻으로 어깨를 으쓱거리는 것처럼). 가끔 사람들은 자신의 틱 증상을 어떤 설명이나 변명으로 둘러대기도 합니다(예를 들면, 감기가 유행할 계절이 아님에도 불구하고 '나는 잘 낫지 않는 감기가 있어요.'라고 말합니다).

운동틱 평가 항목:

당신이 지난 일주일 동안 경험한(관찰한) 운동틱을 다음과 같이 구분하여 V 표시하십시오.

① 단순성 운동틱: 갑작스럽고 짧고 '의미 없는' 동작
② 복합성 운동틱: 갑작스럽고 동작으로 마치 의미 있는 행동처럼 보

이지만 대개 자기도 모르게 일어나고 적절한 시기가 아닌 때에 나타나는 것입니다. 이러한 틱은 항상 동일한 방식으로 나타나고, 하나 이상의 근육들이 동작을 일으킵니다. 복합성 틱은 가끔 연결된 동작의 형태로 나타나는데 예를 들면 얼굴을 찡그리면서 몸을 동시에 움직인다든지 하는 것입니다.

나는 무의식적으로 일어나며, 목적 없는 다음과 같은 동작을 경험했거나 관찰했다.		지난주 경험 여부
눈 동작	단순성: 예를 들면, 눈을 깜박거리거나, 곁눈질하거나, 빠르게 눈알을 돌리거나 눈알을 굴리거나, 갑자기 매우 짧은 순간 동안 눈을 크게 뜨는 등의 동작	
	복합성: 예를 들면, 놀라거나 당황한 듯한 눈의 동작이나, 시끄러운 소리를 들은 것처럼 잠깐 동안 옆을 보는 등의 동작	
코, 입, 또는 혀의 동작이나 얼굴을 찡그림	단순성: 예를 들면, 코를 실룩거리거나, 혀를 내밀거나, 입술을 핥거나, 이를 꽉 다무는 등의 동작	
	복합성: 예를 들면, 어떤 냄새를 맡는 것처럼 콧구멍을 벌렁거리거나, 미소 짓거나, 기타 다른 종류의 입의 동작, 또는 우스꽝스러운 표정 등의 동작	
머리의 갑작스런 동작/ 움직임	단순성: 예를 들면, 빠르게 머리를 젖히거나, 갑자기 턱을 위아래로 움직이는 등의 동작	
	복합성: 예를 들면, 머리카락을 올리기 위한 것처럼 머리를 한쪽으로 휙 들어 올리는 등의 동작	
어깨를 으쓱거림	단순성: 예를 들면, 어깨를 위나 앞쪽으로 갑작스럽게 움직이는 등의 동작	
	복합성: 예를 들면, 마치 '잘 모르겠는데요'라고 말하는 것처럼 어깨를 으쓱거리는 등의 동작	
팔이나 손의 동작	단순성: 예를 들면, 빠르게 팔을 굽히거나 펴거나, 손가락으로 찌르거나, 손마디를 꺾어 소리 나게 하는 등의 동작	
	복합성: 예를 들면, 마치 머리를 빗듯이 손가락으로 머리를 가르는 행동이나 어떤 물건이나 다른 것들을 만지거나, 집거나, 이유 없이 손가락으로 세는 등의 동작	

다리나 발, 발가락의 동작	단순성: 예를 들면, 차거나, 깡충거리거나, 무릎을 구부리거나, 발목을 굽히거나 펴거나, 다리를 흔들거나, 발을 구르거나 바닥을 치는 등의 동작	
	복합성: 예를 들면, 앞으로 한 발짝 간 후 뒤로 두 발짝 가는 동작이나, 쭈그리거나 무릎을 깊이 굽히는 등의 동작	
배의 동작	단순성: 예를 들면, 배에 팽팽하게 힘을 주는 등의 행동	
기타 복합성 틱	글씨 틱: 똑같은 글자나 단어를 계속해서 쓰거나, 글씨를 쓰면서 연필을 잡아끄는 동작	
	틱과 관련된 강박적인 행동: 만지기, 치기, 옷을 매만지거나 모서리를 맞추는 동작	
	무례하거나 음란한 동작: 예를 들면, 가운뎃손가락을 내미는 등의 동작	
	몸을 굽히거나 꼬기: 예를 들면, 허리를 구부리는 등의 동작	
	이상한 자세: 자세히 설명해보십시오. →	
	돌거나 회전하기: 도는 방향을 적어보십시오. →	
	자신에게 상처를 입히는 행동: 자세히 설명해 보십시오. →	
	기타 자신도 모르게 일어나며 분명히 목적 없는 운동틱: 복합성 근육의 틱의 형태와 순서를 설명해보십시오. →	

◆ 음성틱이란?

음성틱은 소리나 말을 포함하는 틱 증상입니다. 이는 대개 아동기에 시작되고, 운동틱이 이미 생긴 후에 시작되는 경우가 많지만 최초의 틱 증상으로 나타나기도 합니다. 처음에는 갑작스럽게 소리를 내는 것으로 나타나는데 예를 들면 헛기침이나 코를 훌쩍거리는 소리 등으로 시작됩니다. 동일한 틱이 하루 중 갑자기 나타나고 피곤하거나 스트레스를 받는 상황에서 악화되기도 합니다. 음성틱에서 때때로 목에서 느껴지는 이상한 느낌이나 소리를 내고 싶은 충동이 선행하는 경우도 있습니다. 수 주 또는 수개월 동안 음성틱이 악화되거나 호전될 수 있고 오래된 음성틱은 완전히 새로운 틱 증상으로 대치되기도 합니다.

대개의 음성틱은 단순성(갑자기 짧은 소리를 내는 것)이지만 어떤 음성틱은 복합성이어서 예를 들면 음란한 내용을 말하거나(외설증) 다른 사람이 말한 것을 반복해서 따라서 말하기(반향어)도 합니다. 대개 사람들은 자신의 틱 증상을 어떤 설명이나 변명으로 둘러대곤 합니다(예를 들면, 감기가 유행할 계절이 아님에도 불구하고 '나는 잘 낫지 않는 감기가 있어요'라고 말합니다).

음성틱 평가 항목: 지난 일주일 동안 경험한(관찰한) 음성틱에 V 표시 하십시오.

① **단순성 음성틱 증상**(빠르고, '의미 없는' 소리를 내는 것)

나는 무의식적으로 일어나며, 목적 없는 다음과 같은 음성을 경험했거나 관찰했다.	지난주 경험 여부
단순성 음성틱 증상 (빠르고, '의미 없는' 소리를 내는 것)	
기침 소리	
헛기침	
코를 훌쩍거리는 소리	

휘파람 부는 소리	
동물 또는 새소리	

기타 단순성 음성틱(자세히 설명해 보십시오) →

복합성 음성틱 증상(자신도 모르게 일어나며, 반복적이고, 목적 없는 낱말, 문구, 또는 상황에 맞지 않는 말로 짧은 동안만 자발적으로 억제할 수 있는 것)

음절(자세히 설명해 보십시오.) →

낱말(자세히 설명해 보십시오.) →

무례하거나 음란한 낱말이나 문구(자세히 설명해 보십시오.) →

반향어(다른 사람이 말한 것 - 한 낱말이나 문구를 따라 하는 행동) →

동어반복증(자신이 말한 것을 계속해서 반복하는 행동) →

기타 다른 언어의 문제 (자세히 설명해 보십시오.) →

음성틱 증상의 형태나 순서를 자세히 설명해 보십시오. →

◆ 여러 가지 틱 증상의 혼합(근육, 음성, 그리고 근육과 음성틱)

어떤 틱은 동시에 어떤 혼합이나 형태, 또는 순서를 가지고 나타날 수 있습니다. 때때로 운동틱이나 음성틱의 혼합이 함께 나타날 수도 있습니다. 예를 들면 갑자기 눈을 깜박거리면서 동시에 머리를 젖힐 수도 있고, 헛기침 소리를 낸 다음 휘파람 소리를 낸다든지 하는 것인데 이러한 배합은 언제나 함께, 그리고 비슷한 방식으로 일어납니다. 또는 운동틱과 음성틱이 어떤 형태를 가지고 함께 일어날 수도 있습니다. 예를 들면 눈을 깜박거리면서 손을 흔든 후 헛기침을 하는 것입니다. 그리고 이런 틱은 언제나 같은 순서로 함께 일어납니다.

지난 일주일간 당신은 여러 가지 틱 증상의 혼합을 경험(관찰)하였습니까?

☐ 예 ☐ 아니오

만약 '예'라고 하셨다면 당신이 가진 여러 가지 틱 혼합에 대해 각각 설명해주십시오.

→

당신은 적어도 세 개의 서로 다른 여러 가지 틱 증상 혼합을 지난 일주일간 경험(관찰)하였습니까?

☐ 예 ☐ 아니오

〈현재의 틱 증상의 심한 정도〉

지난 일주일 동안의 운동틱 및 음성틱에 대한 설명 중 가장 맞는 항목에 V 표시하십시오.

1. 지난 일주일 동안 당신은 얼마나 많은 종류의 틱 증상을 경험(관찰)하셨습니까? (틱 증상 평가 항목과 여러 가지 틱 증상 혼합에 대한 질문을 참조하십시오.)	운동틱	음성틱	
나는 어떤 틱 증상도 경험(관찰)하지 않았다.	☐	☐	0
나는 오직 하나의 틱 증상만을 경험(관찰)하였다.	☐	☐	1
나는 두 개에서 다섯 개 사이의 틱 증상을 경험(관찰)하였다.	☐	☐	2
나는 다섯 개 이상의 틱 증상을 경험(관찰)하였다.	☐	☐	3
나는 적어도 세 개의 틱 증상과 하나 또는 두 종류의 여러 가지 틱 증상 혼합을 경험(관찰)하였다.	☐	☐	4
나는 적어도 세 개의 틱 증상과 적어도 세 종류의 여러 가지 틱 증상 혼합을 경험(관찰)하였다.	☐	☐	5

2. 지난 일주일 동안 틱 증상 없이 지낸 가장 긴 기간은 어느 정도입니까? (자고 있는 시간은 계산하지 마십시오.)	운동틱	음성틱	
나는 어떤 틱도 경험(관찰)하지 않았다.	☐	☐	0
나는 거의 언제나 틱을 경험(관찰)하지 않는다. (틱은 드물게 나타나고, 매일 일어나지 않는 경우가 많다. 틱이 없는 기간이 며칠 동안 지속된다.)	☐	☐	1
나는 자주 틱을 경험(관찰)하지 않고 지낸다. (틱이 대개 매일 일어난다. 때때로 틱이 갑자기 발작적으로 일어나나, 한 번에 수분 이상 지속되지는 않는다. 틱이 없는 기간이 하루 중 거의 대부분이다.)	☐	☐	2
나는 가끔 틱을 경험(관찰)하지 않고 지낸다. (틱이 매일 일어난다. 틱이 없는 기간이 3시간 이상 될 때가 많다.)	☐	☐	3

나는 틱을 경험(관찰)하지 않고 지낼 때가 거의 없다. (틱은 사실상 깨어있는 매시간 일어나고, 지속적인 틱 증상이 정기적으로 일어난다. 틱이 없는 기간이 빈번하지 않지만, 있다면 30분 정도 된다.)	☐	☐	4
나는 틱을 경험(관찰)하지 않고 지낼 때가 전혀 없다. (틱이 사실상 언제나 나타난다. 틱이 없는 기간을 찾기 어렵고, 기껏해야 5-10분 정도이다.)	☐	☐	5

3. 지난 일주일 동안 당신이 경험(관찰)한 틱은 얼마나 심했었습니까? (예를 들면 가벼운 틱은 보이거나 들리지 않을 수도 있고, 그 정도가 미약해서 다른 사람이 눈치채지 못할 수도 있습니다. 한편, 심한 틱은 매우 심하여 다른 사람들의 관심을 끌고 그 강한 표현 때문에 신체적인 외상을 입을 위험도 있습니다. 틱은 가볍거나, 중간 정도, 심한 정도의 사이에 있습니다.)	운동틱	음성틱	
나는 어떤 틱도 경험(관찰)하지 않았다.	☐	☐	0
내가 경험(관찰)한 틱은 아주 가벼운 정도이다. (틱이 그 정도가 아주 미약하여 다른 사람에게 눈치채이거나 들리지 않는다.)	☐	☐	1
내가 경험(관찰)한 틱은 조금 심한 정도이다. (틱이 비슷한 자발적인 행동이나 말보다 더 심하거나 큰 소리가 아니고, 그 정도가 미약해서 다른 사람들에게 눈치채이거나 들리지 않을 때가 흔하게 있다.)	☐	☐	2
내가 경험(관찰)한 틱은 중간 정도로 심하다. (틱은 비슷한 자발적인 행동이나 말 보다 더 심하거나 큰 소리이며, 그 심한 정도 때문에 다른 사람들에게 눈치채이거나 들릴 수 있다.)	☐	☐	3
내가 경험(관찰)한 틱은 매우 심하다. (틱은 비슷한 자발적인 행동이나 말보다 더 심하거나 큰 소리이며 자주 '과장된' 성격을 띤다. 이와 같은 틱은 그 심하고, 시끄럽고, 과장된 성격 때문에 자주 다른 사람들에게 눈치채이거나 들릴 수 있다.)	☐	☐	4
내가 경험(관찰)한 틱은 극도로 심하다. (틱은 극도로 심하고, 시끄럽고 과장되어 있다. 이러한 틱은 언제나 다른 사람들에 의해 눈치채이거나 들리며 그 심한 표현 때문에 신체적인 외상(사고나, 남을 자극하거나 또는 자신을 처벌하기 위해서)을 입을 위험이 있다.)	☐	☐	5

4. 지난 일주일 동안 당신이 경험(관찰)한 틱은 얼마나 쉽게 정상적인 행동으로 위장될 수 있습니까? 당신의 틱은 얼마나 단순 또는 복합성입니까? (위의 틱 평가 항목 중 당신이 복합성 틱으로 표시하신, 밑줄로 표시된 부분을 다시 읽어보시고 가장 적당한 항목을 선택하십시오.)	운동틱	음성틱	
나는 어떤 틱도 경험(관찰)하지 않았다. 만약 있더라도 모두 분명히 단순성이다.	☐	☐	0
어떤 틱은 분명히 단순성은 아니다. 틱은 쉽게 위장된다.	☐	☐	1
어떤 틱은 분명히 복합성이고 옷을 매만지거나 '아하' 또는 '야' 등의 말과 같은, 짧은 시간 동안의 '자동적으로 반복되는 행동'이나 의미 있는 말과 유사하여 쉽게 위장된다.	☐	☐	2
어떤 틱은 보다 복합성이어서 위장될 수 없으나 '정상적인' 행동이나 말로 설명될 수 있다. 갑작스런 여러 차례의 발작으로 나타날 수 있다. (잡거나, 치거나 '맞다', '여보' 하는 말이나, 다른 사람의 말을 짧게 따라하는 행동)	☐	☐	3
어떤 틱은 매우 복합적이고 지속적으로 여러 차례의 발작으로 나타나고, 특이하고 부적절하며, 이상하고 무례한 성격 때문에 위장되기 힘들고 정상적인 행동이나 말로 쉽게 설명되어질 수 없다. (오랫동안 한 가지 표정을 짓고 있거나, 음부를 만지거나, 다른 사람들의 말을 따라 하거나, 말을 특이한 방식으로 하거나 오랫동안 '그래서 어쨌다는 거야'라고 반복적으로 말하거나, '후', '쉬' 하고 말하는 경우)	☐	☐	4
어떤 틱은 오랫동안 여러 차례의 발작으로 나타나는데 그 기간이 길고 심하게 특이하고 부적절하며, 이상하거나 무례한 성격 때문에 위장될 수 없고 정상적인 행동으로 설명할 수 없다. (오랫동안 신체 부위를 노출하거나, 자해하는 행동이나, 무례하거나 음란한 말을 오랫동안 하는 경우)	☐	☐	5

5. 지난 일주일 동안 당신이 경험(관찰)한 틱은 당신이 하고자 하는 일이나 말을 얼마나 자주 방해하였습니까?	운동틱	음성틱	
나는 어떤 틱도 경험(관찰)하지 않았다.	☐	☐	0
틱이 있더라도 나의 행동이나 말을 방해하지 않는다.	☐	☐	1

틱이 있을 때 가끔 나의 행동이나 말을 방해한다.	☐	☐	2
틱이 있을 때 자주 나의 행동이나 말을 방해한다.	☐	☐	3
틱이 있을 때 자주 나의 행동이나 말을 방해하고 가끔 내가 하고자 하는 행동이나 말을 중단시킨다.	☐	☐	4
틱이 있을 때 자주 그리고 완전히 내가 하고자 하는 말이나 행동을 중단시킨다.	☐	☐	5

〈틱장애 척도〉

지난주에 있었던 틱과 관련되어 가장 적당한 항목에 V 표시하십시오.

당신의 틱이 얼마나 심한지와는 무관하게, 지난 일주일 동안의 틱 증상이 얼마나 당신을 괴롭혔습니까?		
전혀 괴롭히지 않았다.	☐	0
아주 조금 괴로움. 틱이 자신감이나 가족들과의 생활, 사회적인 인정, 학교나 직업적인 기능의 미약한 어려움과 연관된다. (드물게 틱과 관련되어 당면한 미래에 대해 걱정이 되거나 화가 난다. 가족 내의 긴장이 틱으로 인해 주기적으로 조금 올라간다. 친구나 친지들이 가끔 틱에 대해서 눈치채거나 좋지 않게 언급한다.)	☐	1
조금 괴로움. 틱이 자신감이나 가족들과의 생활, 사회적 인정, 또는 학교나 직업적인 기능의 문제, 조금의 어려움과 연관된다.	☐	2
중간 정도로 괴로움. 틱이 자신감이나 가족들과의 생활, 사회적 인정, 또는 학교나 직업적인 기능의 분명한 문제와 연관된다. (불행감을 느낀다. 주기적으로 가족 간의 생활에서 고통 받고 갈등이 일어난다. 또래에 의해 자주 놀림을 당하고 주기적으로 사회적인 교제를 기피한다. 틱으로 인해 주기적으로 학교나 직업적인 활동에 지장이 있다.)	☐	3
심하게 괴로움. 틱은 자신감이나 가족들과의 생활, 사회적 인정, 또는 학교나 직업적 기능의 중요한 문제와 연관된다.	☐	4
극심하게 괴로움. 틱이 자신감이나 가족들과의 생활, 사회적 인정 또는 학교나 직업적 기능의 극심한 어려움과 연관된다. (자살에 대한 생각을 유발하는 심한 우울감을 느낀다. 가족의 붕괴(별거/이혼, 수용소에 거주), 사회적 유대의 붕괴 – 사회적 문제들 때문에 심하게 위축되어 있거나 학교를 그만두거나 직업을 잃었다.)	☐	5

〈전반적인 인상〉

지난주의 틱과 관련하여 가장 적당한 항목에 V 표시하십시오.

다음 중 지난 일주일간의 틱 증상 당신의 인생에 전반적으로 어떤 영향을 주었는지를 가장 잘 설명한 항목은 어떤 것입니까?

없음: 나는 틱을 경험(관찰)하지 않았다.	☐	1
가벼움: 나는 아주 약한, 미심쩍은 틱 증상을 경험(관찰)하였다.	☐	2
약함: 나의 틱은 전혀 방해가 되지 않고 대부분의 사람들이 눈치채지 못한다.	☐	3
중간 정도임: 나의 틱은 나의 일상생활에 약간의 문제를 일으키고, 때때로 몇몇 사람들이 눈치를 챈다.	☐	4
심함: 나의 틱은 일상생활의 한 가지 이상의 영역에서 분명한 문제를 일으키고, 거의 대부분의 상황에서 거의 항상 사람들이 눈치를 채게 된다.	☐	5
극심함: 나의 틱은 주요한 일상적 활동에 큰 문제를 일으켜서 '평상적인' 생활이 불가능하게 하거나, 심각한 곤경에 빠지게 한다.	☐	6
매우 극심함: 나의 틱은 나를 무능력하게 하거나 또는 심한 상처를 입게 한다.	☐	7